全国高等医学职业教育规划教材

心理与精神护理

XINLI YU JINGSHEN HULI

（第2版）

主　　编　陈宜刚
副主编　陈武英　李建华　陈　鲁
编　　委　（以姓氏笔画为序）
于柏凤　尹红霞　李建华
吴　卓　陈　鲁　陈宜刚
陈武英　张红萍　杨玲花
赵淑明　徐维蔓　郗小玲

第二军医大学出版社
Second Military Medical University Press

内容简介

本书是高等职业教育护理专业核心技能教材，内容尤其注重职业能力和岗位技能培训，案例教学也是本教材的特色之一。具体内容包括心理与精神护理基础、常见精神障碍护理等。本次修订坚持科学性、适用性原则，对相关内容进行必要的更新和补充。本书的教学目标以培养学生以患者为中心，以护理程序为工作方法，掌握心理与精神护理的能力。

本教材可作为高等职业院校、高等专科院校、成人高校护理专业的教材或学习参考书。

图书在版编目(CIP)数据

心理与精神护理/陈宜刚主编. —2版. —上海：第二军医大学出版社，2015.8

全国高等医学职业教育规划教材/金建明，于有江主编

ISBN 978-7-5481-1103-0

Ⅰ. ①心… Ⅱ. ①陈… Ⅲ. ①精神障碍—护理学—高等职业教育—教材 Ⅳ. ①R473.74

中国版本图书馆CIP数据核字(2015)第118576号

出版人 陆小新
责任编辑 刘向 高标

心理与精神护理
(第2版)
主　编 陈宜刚
第二军医大学出版社出版发行
http://www.smmup.cn
上海市翔殷路800号　邮政编码：200433
发行科电话/传真：021-65493093
全国各地新华书店经销
江苏句容排印厂印刷
开本：787×1 092　1/16　印张：10　字数：240千字
2012年8月第1版　2015年8月第2版第1次印刷
ISBN 978-7-5481-1103-0/R·1839
定价：24.00元

高等职业教育护理专业实用教材
丛书编委会

全国高等医学职业教育规划教材总书目

序　号	书　名	版　次	主　编
1	护理学导论	第 2 版	周庆华 等
2	常用护理技术	第 2 版	朱春梅 等
3	正常人体结构	第 2 版	米　健 等
4	儿童护理	第 2 版	徐　静 等
5	护理管理学	第 2 版	朱春梅 等
6	健康评估	第 2 版	姚　阳 等
7	正常人体机能・生物化学	第 2 版	顾友祥 等
8	正常人体机能・生理学	第 2 版	马文樵 等
9	药理学	第 2 版	盛树东 等
10	医学免疫学及病原生物学	第 2 版	姜　俊 等
11	护士礼仪	第 2 版	邱　萌 等
12	心理与精神护理	第 2 版	陈宜刚 等
13	异常人体结构与机能	第 2 版	慕博华 等
14	护理心理学	第 2 版	邱　萌 等
15	母婴护理	第 2 版	潘放鸣 等
16	急救护理	第 2 版	殷俊才 等
17	护理伦理与法规	第 2 版	高莉萍 等
18	成人护理・传染病护理	第 2 版	张万秋 等
19	成人护理・内科护理	第 1 版	罗惠媛 等
20	成人护理・外科护理	第 1 版	刘兴勇 等
21	成人护理・妇科护理	第 1 版	潘爱萍 等
22	眼耳鼻咽喉科护理	第 1 版	陈国富 等
23	老年护理	第 1 版	彭　蓓 等

再版序

第一版教材出版后使用的3年中，精神科临床护理有了很多进展，师生对教材提出了很多好建议，在此基础上我们编写第二版《心理与精神护理》教材。

教材结构依然分为绪论、心理与精神护理基础、常见精神障碍护理三大模块，第一、二部分侧重基本理论，凸显有别于非精神障碍疾病。第一版教材的二个特色得到了师生的肯定，再版时予以发扬光大，其一为校企合作开发教材，编写团队由学校教师和医院专家组成，并广泛征求临床一线医护人员意见；第二个特点表现在教材第三摸块常见精神障碍护理部分，以典型病例引入，体现护理程序的工作过程，重在培养临床思维能力。

本版教材修订时，注重体现现代职教理念，强化技术技能，着力培养学生未来的职业能力。内容上体现了先进性和实用性，引入美国《精神障碍诊断与统计手册》(第5版)(DSM－Ⅴ)内容，仍保留心身障碍，旨在强化心理-社会因素与健康之间的重大关联。精选教学典型病例，是本版修订的重点，所选病例与诊断标准的吻合度高，示范教学作用大。

教材编写中，得到广大师生、行业专家、编者所在单位的关心和支持，在此一并表示诚挚的感谢！

新版教材难免有不妥或谬误之处，望专家和师生不吝指正，使之日臻完善。

陈宜刚

2015年5月

前　言

心理与精神护理课程通常称精神科护理，是现代护理教育的主要课程之一。取现名旨在强化心理-社会因素影响健康的重要作用。

校企合作开发是本教材的特色之一。本教材内容分为三大模块：绪论，讲述精神科护理的工作内容；第一篇心理与精神护理基础，侧重精神障碍的症状评估和治疗等；第二篇常见精神障碍护理。学校教师（泰州职业技术学院：陈宜刚，陈鲁）负责绪论和第一篇的编写，第二篇由富有临床护理经验的一线护理专家（泰州市精神病医院，李建华；泰州市人民医院，陈武英）编写。

临床见习不易是本课程教学的难点。那么，作为教材，怎样培养学生的临床思维能力和职业能力？本书第二篇做了有益地探索，引入行动导向理念，常见精神障碍护理采取围绕典型病例，基于护理程序，运用心理与精神护理基础知识，陈述护理措施，试图突破病例分析与学习内容关联差的瓶颈。教学中，辅以课后病例分析练习或临床见习，教学效果应会更好。

本教材编写中，得到了出版社、编者所在单位领导、泰州市精神病医院、泰州市人民医院等的大力支持和关心，在此表示万分感谢。

因编者能力所限，教材难免有欠妥之处，敬请广大师生和读者惠予指正，再版时予以修正。

陈宜刚

2011 年 11 月

目　录

第二篇　常见精神障碍护理

绪　论

学习目标

掌握　心理与精神护理的概念。

熟悉　心理与精神护理的工作内容。

医学从生物医学模式发展为生物-心理-社会医学模式，人们接受了“健康”新概念。健康不仅仅是指没有疾病，而是躯体、心理及社会适应的良好状态。心理健康者能良好地承受应激，具有适应社会的能力，减少躯体疾病的发生。护理因此从疾病护理拓展到心理护理和精神护理。

心理与精神护理(psychiatric and mental health nursing)是一门运用心理学、精神病学、护理学的理论和技能，从生物、心理、社会三个方面，研究和帮助健康人群保持心理健康，研究和帮助精神障碍者恢复健康的学科。

一、人的心理

大约在100万年前，人脑复杂的中枢神经高级部位已经形成。脑是各种心理活动的物质基础，心理是脑的功能。心理学(psychology)是研究心理现象发生、发展规律的学科，通常从心理过程、个性两方面分析心理现象或心理活动，是精神科护理的基础。

心理过程包括认知过程、情感过程与意志过程等。人们对客观世界的认识和察觉即为认知过程，是心理过程的基础，包括感觉、知觉、记忆、注意、思维、智能、定向力和自知力等。在认识世界的同时，人的内心体验到对客观事物所持的态度，这个过程就是情感过程。人的情感在内心体验时，往往以一定的行为形式表现出来。意志行为过程包括决定和执行决定两个阶段，前阶段由一定的动机引起，并指向一定的目的，而执行决定必须克服各种困难。正常人的认知过程、情感过程、意志过程之间内在是协调统一的，也与现实环境相协调。

人与人之间心理上的差别通过个性反映出来。个性包括个性倾向性、个性心理特征和自我意识。个性(personality)为个人具有一定倾向性、稳定的心理特征的总和，个性倾向性是人行为活动的基本动力，而个体在心理活动过程中所表现出来的比较稳定的能力、气质、性格即为个性心理特征，自我意识指个体对自我客观存在的各方面的意识。

二、精神障碍

物理、化学、生物、社会心理等因素引起大脑功能紊乱，出现具有诊断意义的精神方面的问题，称为精神障碍(mental disorders)，其特征是认知、情感、行为等方面的改变，可伴有心理痛苦体验、功能损害等。通常，我们把障碍程度轻的状况叫作心理问题或心理障碍，便于患者及家人接受。精神疾病(mental illness)则指障碍较为严重，达到疾病的程度。

精神病学(psychiatry)是研究各种精神障碍的病因、发病机制、临床表现、诊治、预防和康复的学科。同样是精神科护理的基础。精神病学的发展，既取决于当时医学科学的水平，同时与当时占统治地位的意识形态、哲学思想的关系很大。中世纪，精神患者被视为魔鬼附身，而用祷告、驱鬼的方法治疗，甚至采用烙铁烧灸、长针穿舌之酷法，今天人们认识到精神障碍与普通疾病一样，是身体器官疾病的异常表现，是脑功能或结构异常的表现。

三、心理与精神护理的工作内容

针对精神障碍者的特殊性，精神科护理的工作内容包括四大方面。

1. 生活与安全护理

与普通患者一样，基础护理的理论和方法是相同的。精神障碍者往往表现为社会生活能力低下或不协调，故在做好基础护理、给药护理等常规护理外，要强化生活护理和安全护理。医院应建立完善的安全制度和安全设施，护士要忠于职守，强化安全意识，把安全护理工作做到位。

2. 心理护理

心理护理是精神科护理的必要措施。心理护理的理论和方法与心理治疗是相通的，心理治疗的主要方法有支持疗法、精神分析疗法、行为疗法、认知疗法、来访者中心疗法、催眠与暗示疗法、人际关系疗法、森田疗法等。作为护士，要掌握这些方法，以便配合心理治疗做好心理护理，运用这些方法于护理之中。

3. 特殊护理

精神障碍者出现幻觉、妄想时，易引起暴力或冲动；患抑郁症、精神分裂症、酒依赖者易发生自杀行为；而由于疾病、治疗因素，或安全措施不到位等原因，会导致患者出走。精神障碍还会表现为抢食、暴食以及药物的不良反应，均有引起噎食的可能。故对精神障碍的护理必须实行防暴力、防自杀、防出走等特殊护理。

4. 健康教育

精神障碍者通常缺乏自知力，如精神分裂患者不承认有病，而有无自知力是部分精神障碍者恢复健康的标志，健康教育是恢复自知力的有力措施之一，也是预防和巩固护理效果的有力措施，健康教育的对象不仅是患者，还包括家人乃至朋友。

四、心理与精神护理的工作方法

（一）运用护理程序开展精神护理

护理程序(nursing process)是科学的工作方法，其工作步骤如下：健康评估→护理诊断→制定护理计划、护理措施→实施护理措施→评价护理效果→确定下一阶段的护理计划等。对精神障碍患者的评估，除健康史评估、身体评估、实验室检查外，更要注重心理评估、社会评估和精神症状评估等。

（二）循证护理

循证护理(evidence-based nursing，EBN)是近年来护理领域发展的新趋势，源于循证医学，其创始人为英国流行病学家 Archie Cochrane。Mulhall 等将 EBN 定义：循证护理是护理人员在计划其护理活动过程中，将科研与临床经验、患者需求相结合获取实证，作为临床护理依据的过程。

循证护理通过以下 5 个步骤实施。

(1) 确立问题　将实际工作中的信息需求转换为确切的结构化的提问。

(2) 寻求实证　将精确的问题作为文献检索的基础，确认相关的研究证据。

(3) 评价证据　批判性评价研究证据的有效性和可操作性。

(4) 应用证据　根据临床专家和患者的意见决定是否将最好的证据用于护理计划。

(5) 检测实证结果　通过自我反应、患者和同行的评估来评价其效果。

为了开展循证医学和循证护理，1993 年建立了国际 Cochrane 协作网(the cochrane collaboration，CC)，中国 Cochrane 中心网址为 www. chinacochrane. org。1998 年加拿大与英国共同创刊了杂志《循证护理》(evidence based nursing)。

五、心理与精神护理对护士的要求

（一）具有良好的护理道德

从优质服务入手，将医德医风贯穿于为患者服务的整个过程中，从基础护理做起，诚心对待患者及家属。入院接待、临床护理、健康教育、出院指导各个环节都按照标准化服务程序和具体要求做好工作。护士掌握整体护理的工作方法，树立以人为本的整体护理理念，能熟练地对精神障碍患者进行健康教育。

（二）遵守相关工作制度

与护理相关的法律法规及各项规章制度包括《医疗事故处理条例》《护士执业管理办法》《护理文书书写规范》《精神科护理制度》《三查八对制度》《交接班制度》《危重患者抢救及管理制度》等。掌握各条款，增强法律意识，建立依法施护的观念，严格遵章守法，在工作环境中避免医疗纠纷、护理差错的发生。每日职责按工作时间分段为：晨间护理、治疗巡视、午间护理、健康教育、晚间护理等。阶段性职责按入科时间分 3 个阶段：第一阶段为 1 个月，以熟悉精神科病房及精神科护理人员岗位职责、病房的规章制度、各班岗位职责、病房设施、物品摆设位置等。第二阶段为 2 个月，以了解精神障碍的症状、特点、诊断、护理、药物，掌握治疗、药物副反应观察及处理方法、与患者接触方法、防范措施等。第三阶段为 3 个月，以熟悉各类精神病特点，掌握临床护理技术操作规程、输液、肌注、吸氧、吸痰、简易人工呼吸器的使用、保护具使用、电休克治疗的护理、意外事件防范处理等，要求护士熟知岗位职责，并在岗位职责指导下完成相应工作任务。

（三）要求护士具备精神疾病相关知识

除掌握内外科护理学、护理学基础理论知识外，还要求护士掌握精神医学和精神科护理学、心理学、社会学等基础知识，具备丰富的专业知识，才能根据精神障碍患者的特点与患者进行有效沟通，了解患者的心理状况，对患者进行健康教育、心理护理、建立新的行为模式、改善其社会适应能力。

（四）掌握专科护理技术操作

精神科护理操作是以护士在临床工作中遇到突发事件的应激能力及患者的安全管理，保证治疗顺利进行等方法。

（五）具备处理突发事件的能力

精神障碍患者常常因受症状的影响，出现一些不恰当的行为。患者有自杀、自伤、伤人或暴力等侵犯行为；甚至在大庭广众面前做出失态、幼稚的行为；任意大小便，在众人面前暴露性器官或出现突发性攻击行为等，遇到此类事件时，要求护理人员了解患者行为的真正意义，是病态的表现，属于疾病的一部分，而不应以社会规范中的道德标准来衡量患者的一切表现，避免造成患者过分依赖或退缩，当患者行为失控时，护理人员应以冷静、沉着的态度处理，为患者提供必要的保护或适当的限制措施，但必须向患者说明执行制约的目的原因，同时，态度要真诚、坚定，使患者能够感受到护士确实是在帮助他，而不是报复或者惩罚。

思考题

1. 心理与精神护理是一门什么学科?
2. 本专业的学生为什么要学习《心理与精神护理》?
3. 心理活动过程包括哪些过程?
4. 心理与精神护理工作包括几个方面?
5. 怎样成为一名合格的精神科护士?

（陈宜刚）

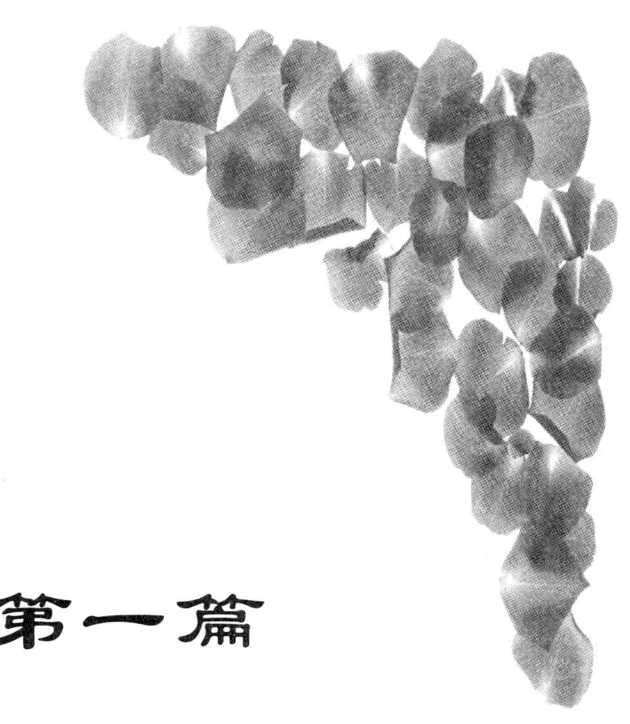

第一篇

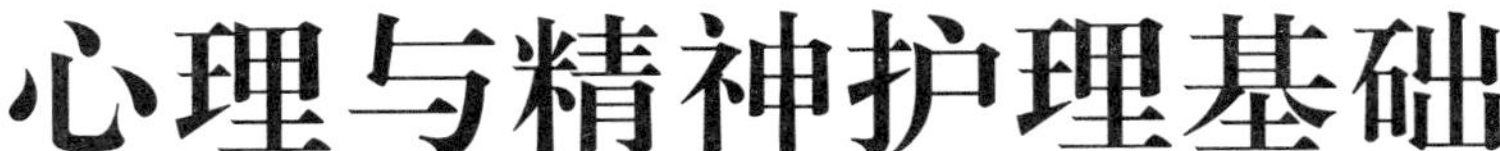

心理与精神护理基础

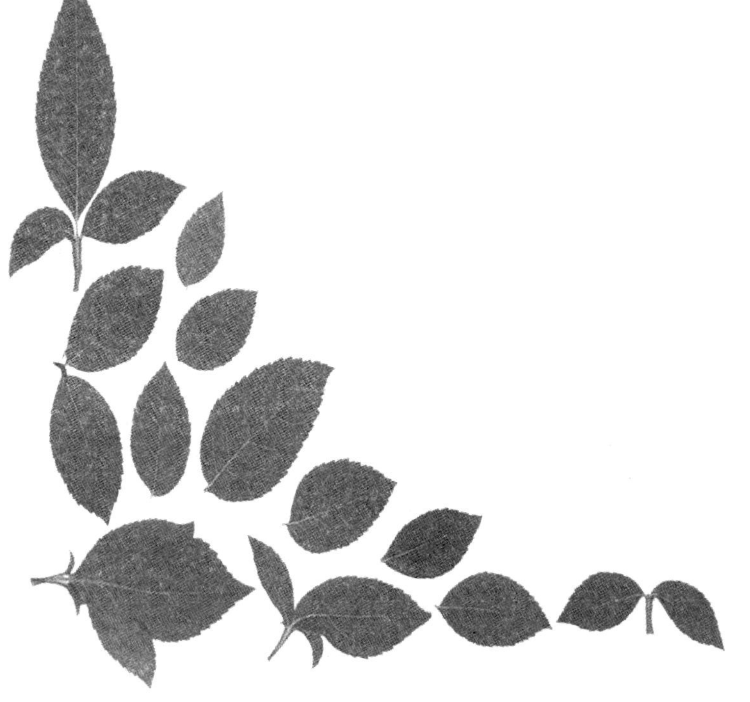

第一章

精神障碍发病因素

学习目标

掌握 精神障碍的发病因素。
熟悉 心理-社会因素在疾病发生中的重要作用。

研究和发现精神障碍的病因是精神科护理的重要课题。清楚病因，方能更有效护理，但很多精神障碍的病因至今未明，有待进一步探索。

第一节 精神障碍发病因素

一、遗传因素

精神分裂症、心境障碍、人格障碍、精神发育迟滞等具有明显的遗传倾向性，后天因素是重要诱因。遗传规律通常为多基因遗传。以精神分裂症为例，父母双方有病的子女发病率较一般居民高80～100倍，1990年陈寿康对孪生子发病情况调查，发现单卵双生子同病率高达57%，而异卵双生子同病率仅为10%。

二、素质因素

1. 身体素质(体质)

身体素质(体质)是决定个体精神活动方式的生物学基础。临床上可以见到同一疾病在不同个体间表现出明显的差异，体质的差异是其原因之一。患者的营养、躯体锻炼等可以改变体质与性格。

2. 心理素质(性格)

病前性格与精神障碍的关系早就受到关注，随着深入研究发现不同性格特征的个体易患不同的精神疾病。外向型性格者易患躁狂症，而内向型者则易患精神分裂症。

三、性别因素

通常，女性表现出情感丰富而脆弱。受性腺内分泌变化和某些生理功能的影响，女性会出现一些精神症状。月经期前，雌激素高而黄体酮低，表现为焦虑、过敏、抑郁等；月经期、妊娠、分娩时，女性常情绪不稳定，易冲动。在产褥期，雌激素和黄体酮均低，儿茶酚胺类激素也减少，引起脑功能障碍，出现精神症状。泌乳素升高者常伴发焦虑、抑郁、精力减退。

酒依赖、烟和药物滥用多见于男性，形成依赖常导致精神障碍，我国酒依赖和药物依赖的发病率近年呈上升趋势。男性精神障碍与内分泌紊乱也有一定关系，男性抑郁症患者血睾丸酮对下丘脑 GnRH(促性腺释放激素)反应迟钝，血睾丸酮水平降低，病情好转而恢复。

四、年龄因素

不同年龄阶段，面临的社会生活压力、身体机能变化等不同，易患的精神障碍也不同。儿童缺乏情感和行为控制能力，对各种心理因素过于敏感而易出现情感和行为障碍；青春期机体发育逐渐成熟，尚不稳定，遭遇生活事件时易神经衰弱，患癔症或精神分裂症等；中年人脑力和体力活跃、生活压力大，易患抑郁症、心身疾病；更年期处于内分泌等功能衰退和紊乱的阶段，常出现焦虑和抑郁等；老年人群脑和躯体发生退行性变化，以及不适应社会生活方式的改变，易患阿尔茨海默病、老年孤独等。

五、理化生物因素

外伤、感染、中毒、精神活性物质、营养代谢障碍、波及脑部的疾病等损害脑部结构或影响脑部功能，均会引起精神障碍。

六、机体机能状态

个体处于失眠、饥饿、疲劳、高度紧张等不良状态时，机体适应压力的能力下降，会导致精神障碍。

七、心理-社会因素

心理-社会因素是引起精神障碍的主要原因之一。

第二节　心理-社会因素

一、心理因素

具有心理卫生能力，达到心理健康，是每一个健康人所必须具备的。心理卫生(mental hygiene)指以积极、有效的心理活动，平稳、正常的心理状态，对内外环境变化具有良好的适应能力和调节能力。个体心理在自身、环境条件许可的范围内所达到的最佳心理状态，具有正常的认识能力、适宜的情绪体验、健全的人格、正确的自我意识、和谐的人际关系，即为心理健康(mental health)。

心理活动内在不协调或与外界环境不协调，均可引起精神障碍。认知能力障碍必然影响正常的情感体验，行为因此而异常。

心理因素不仅导致精神障碍，还会引起躯体器质性病变，如高血压、消化性溃疡、支气管哮喘、溃疡性结肠炎等。现在已经公认，心理社会因素在各种疾病的发生发展中均发挥了一定的作用。

二、社会因素

社会因素包括很多方面，影响人们的心理活动，甚至可引起器质性躯体疾病。

1. 社会环境

社会制度是重要的社会因素，旧中国鸦片成瘾、梅毒成灾。经济因素是满足人们基本需求的物质基础，长期处于经济困境之中易出现抑郁等。1976 年唐山大地震后，延迟性应激反应和支气管哮喘等疾病的发病率升高。教育与文化、卫生保健制度、人口与人口年龄、家庭等均会影响心理健康。

2. 生活事件

社会生活中遇到的各种生活事件可分为正性和负性两类。负性生活事件对健康影响较大，已得到公认。正性生活事件如结婚生子等对健康的影响不仅仅是良性的，还会予当事人以压力、紧张，对健康造成不利的影响。

3. 社会文化

社会观念、社会道德、宗教信仰、生活方式等均影响健康。据调查，人群的疾病约 50% 与生活方式或行为有关，20% 与社会环境等有关，20% 与生物学因素有关，10% 与卫生服务的不足有关。

4. 社会关系

人的生活是高度社会化的生活，工作单位、家庭、亲友等社会支持也是影响健康的重要因素。多项影响健康的生活事件调查，均显示家庭因素居首位。社会都市化、工业化的发展，带来了家庭不稳定的倾向，值得关注。

思考题

1. 哪些因素会影响心理精神健康？
2. 心理-社会因素与健康关系如何？
3. 进一步搜集影响心理健康因素的资料。

（陈宜刚　陈　鲁）

第二章

心 理 评 估

学习目标

掌握 心理评估的方法、会谈技术要点。
熟悉 常用心理评定工具。
了解 常用工具的适用范围。

第一节 概 述

一、概念

护理评估和护理诊断是护理程序中的两个重要步骤，护理评估中的心理评估已广泛用于临床工作中。心理评估是应用多种方法获得信息，对个体心理现象作全面、系统和深入的客观描述的过程。

本章重点介绍护理工作中常用的心理评估方法。

二、方法

心理评估的方法主要有观察法、会谈法和心理测验法。

(一) 观察法

观察法是有目的、有计划地观察被评估者在一定条件下言行的变化，做出详尽的记录，然后进行分析处理，从而判断他们的心理活动的一种方法。观察内容常包括仪表、体形、人际交往风格、言谈举止、注意力、兴趣、爱好、各种情境下的应对行为等。观察结果的有效性还取决于观察者的洞察能力、分析综合能力等。如通过观察一定情境下孩子们在游戏中的互动过程，记录、分析出孩子的交流行为方式。

(二) 会谈法

会谈法是通过与患者的会面和谈话搜集有关资料的一种方法。

20世纪20年代，临床心理学家就把会谈法定义为“一种有目的的交谈”。为了不同目的而进行的会谈大致有以下几种。

1. 会谈的分类

(1) 摄入性会谈 即通过会谈了解病史、健康状况、工作状况和家庭状况等。

(2) 鉴别性会谈 即通过交谈和观察确定使用什么测验和鉴别措施。

(3) 治疗性会谈 即针对心理问题和行为问题所进行的会谈。

(4) 咨询性会谈 这类会谈涉及的往往不是患者而是健康人的某些问题，如职业选择、人员的任用和解雇、家庭关系问题、婚姻恋爱中的问题、子女教育培养问题等。

(5) 应急性或危机性会谈 这是一种特殊情况，当会谈对象遭到强奸、想自杀、突然遭受精神创伤的时候，我们用会谈法给予帮助。

2. 摄入性会谈要点

会谈法中最常使用的是“摄入性会谈”。会谈是一种互动的过程，因此在会谈前要确定会谈的目标、内容与范围，在会谈中评估者起着主导和决定的作用，评估者掌握和正确使用会谈技术显得尤其重要，其要点如下。

(1) 提问的方式 多使用开放式提问“你现在还有什么其他关心的事情吗?”也可使用半开放式提问，如“你能描述一下那些困扰着你的事情吗?”有时为了确定某种现象是否存在也可用封闭式提问。如“你丈夫打你了吗?”

(2) 倾听 会谈技术包括听和说两个方面，善于听比说更重要。倾听，不仅是听，还要注意思考并及时把握“关键点”。如“我感觉活得累，没意思，因为领导总说我工作粗心，心不在焉。有一次批评我，我上了七层楼想跳下去……”领导批评就跳楼，这不太合逻辑，其背后定有隐情，为此，引导对方谈出真情，就是问题的关键。

(3) 控制会谈的内容与方向 控制会谈和转换话题的技巧很多，而且可以随机应变。最常用的方法是“释义”，即在征得对方同意后，把对方的话重复一下并做解释，解释完以后，立即提出另一个问题。再一个方法就是“中断”，即在会谈中暂时休止一下，当对方因情绪激动或思维混乱而喋喋不休时，不能硬行迫使对方停止会谈，这时，给他倒一杯水或请他取一样东西过来。

(4) 非评判性态度 罗杰斯曾经说过：“当看着日落时，我们不会想去控制日落，不会命令太阳右侧的天空呈橘黄色，也不会命令云朵的粉红色更浓些。我们只能满怀敬畏地望着而已。”非评判性态度是使求助者感到轻松的重要因素，它可以使求助者无所顾忌，从而把内心世界展现在评估者面前。

会谈中包括言语沟通和非言语沟通(如表情、姿态等)两个方面。在非言语沟通中，评估者可以通过微笑、点头、注视、身体前倾等表情和姿势表达对被评估者的接受、肯定、关注、鼓励等思想感情，促进被评估者的合作，启发和引导他(她)将问题深入。

三、心理测验法

心理测验是根据客观的标准化的程序来测量个体的某种行为，以判定个别差异的工具。测验所得结果可以参照常模进行比较，在医学领域内所涉及的心理测验内容主要包括器质性和机能性疾病的诊断中与心理学有关的各方面问题，如智力、个性、特殊能力、神经心理、症状评定等。

作为心理测查的工具，心理测验必须具备下列基本条件：①信度：又称可靠性，是指同一受试者在不同时间用同一测验进行重复测验，所得结果的一致性程度。如果测查条件保持不变，重复测查的结果相同或一致，便说明该测验具有很高的信度水平。②效度：又称有效性或真实性，指一个测查工具所测的结果是否符合人们所欲用它测查的结果以及符合的程度。③常模：是一种可供比较的某种形式的标准量数。④标准化：指测验的编制、施测和评分的一致性。

第二节　护理工作中常用的心理评定工具

心理测验作为心理问题诊断和心理卫生评定的技术，它可以帮助医护人员诊断疾病，评估患者心理卫生状况，评价治疗和护理效果，以及进行临床研究。心理与行为问题的评估就其内容来分，可以分为诊断量表、症状量表和其他量表；按其病种分为抑郁量表、焦虑量表和躁狂量表等；就其评定的方式而言，可以分为自评量表与他评量表。近年来，我国心理学工作者和临床医护人员，对心理测验在临床上的运用越来越重视，研制并修订了大量的心理测验，下面介绍几种临床常用的心理测验，这些也是护理工作中常用的心理评定工具。

一、90项症状清单

90项症状清单（SCL－90），又名症状自评量表，由德若伽提斯（L. R. Derogatis）编制于1975年。SCL－90在国外应用广泛，20世纪80年代引入我国，在各种自评量表中是较受欢迎的一种。本量表共有90个项目，包含有较广泛的精神症状学内容，涉及感觉、情感、思维、意识、行为及生活习惯、人际关系、饮食睡眠等，并采用10个因子分别反映10个方面的心理症状情况。它的每一个项目均采取5级评分制。

（一）施测步骤

1. 在开始评定前

先由施测者把总的评分方法和要求向受检者交代清楚，然后让其作出独立的、不受任何人影响的自我评定，并用铅笔（便于更正）填写。

它的每一个项目均采取5级评分制，具体说明如下：

（1）没有　自觉无该项症状（问题）。

（2）很轻　自觉有该项症状，但对受检者并无实际影响，或影响轻微。

（3）中度　自觉有该项症状，对受检者有一定影响。

（4）偏重　自觉常有该项症状，对受检者有相当程度的影响。

（5）严重　自觉该症状的频度和强度都十分严重，对受检者的影响严重。这里所指的“影响”，包括症状所致的痛苦和烦恼，也包括症状造成的心理社会功能损害。“轻”“中”“重”的具体定义，则应由自评者自己去体会，不必做硬性规定。

2. 对于文化程度低的自评者

可由工作人员逐项念给他听，并以中性的、不带任何暗示和偏向地把问题本身的意思告诉他。

3. 评定的时间

范围是“现在”或者是“最近一个星期”的实际感觉。

4. 评定结束

由本人或评估者逐一查核,凡有漏评或者重复评定的,均应提醒自评者再考虑评定,以免影响分析的准确性。

(二) 测验的记分

SCL－90 的统计指标主要为两项,即总分和因子分。

1. 总分

90 个项目单项分相加之和,能反映其病情严重程度。

总均分:总分/90,表示从总体情况看,该受检者的自我感觉位于 1～5 级间的哪一个分值程度上。

阳性项目数:单项分≥2 的项目数,表示受检者在多少项目上呈现有“症状”。

阴性项目数:单项分＝1 的项目数,表示受检者“无症状”的项目有多少。

阳性症状均分:(总分-阴性项目数)/阳性项目数,表示受检者在“有症状”项目中的平均得分。反映该受检者自我感觉不佳的项目,其严重程度究竟介于哪个范围。

2. 因子分

因子分共包括 10 个因子,即所有 90 项目分为 10 大类。每一因子反映受检者某一方面的情况,因而通过因子分可以了解受检者的症状分布特点,并可作廓图(profile)分析。

(三) 结果的解释

量表作者未提出分界值,按全国常模结果,总分超过 160 分,或阳性项目数超过 43 项,或任一因子分超过 2 分,可考虑筛选阳性,需进一步检查。

90 项症状清单(SCL－90)

指导语:下面是一些关于人可能会有的问题的陈述。请您仔细地阅读每个条目,然后根据最近一星期之内这些情况对您影响的实际感觉,在最符合的一项上划“√”。答案没有对、错之分。不要对每个陈述花太多的时间去考虑,但所给的回答应该最恰当地体现您现在的感觉。

本问卷共 90 题,作答时间约 15 分钟。

以下问卷中:①代表没有;②代表轻度;③代表中度;④代表偏重;⑤代表严重。

1. 头痛。① ② ③ ④ ⑤
2. 神经过敏,心中不踏实。① ② ③ ④ ⑤
3. 头脑中有不必要的想法或字句盘旋。① ② ③ ④ ⑤
4. 头昏或昏倒。① ② ③ ④ ⑤
5. 对异性的兴趣减退。① ② ③ ④ ⑤
6. 对旁人责备求全。① ② ③ ④ ⑤
7. 感到别人能控制您的思想。① ② ③ ④ ⑤
8. 责怪别人制造麻烦。① ② ③ ④ ⑤
9. 忘记性大。① ② ③ ④ ⑤
10. 担心自己的衣饰整齐及仪态的端正。① ② ③ ④ ⑤
11. 容易烦恼和激动。① ② ③ ④ ⑤
12. 胸痛。① ② ③ ④ ⑤

13. 害怕空旷的场所或街道。① ② ③ ④ ⑤
14. 感到自己的精力下降，活动减慢。① ② ③ ④ ⑤
15. 想结束自己的生命。① ② ③ ④ ⑤
16. 听到旁人听不到的声音。① ② ③ ④ ⑤
17. 发抖。① ② ③ ④ ⑤
18. 感到大多数人都不可信任。① ② ③ ④ ⑤
19. 胃口不好。① ② ③ ④ ⑤
20. 容易哭泣。① ② ③ ④ ⑤
21. 同异性相处时感到害羞不自在。① ② ③ ④ ⑤
22. 感到受骗，中了圈套或有人想抓住您。① ② ③ ④ ⑤
23. 无缘无故地忽然感到害怕。① ② ③ ④ ⑤
24. 自己不能控制地大发脾气。① ② ③ ④ ⑤
25. 怕单独出门。① ② ③ ④ ⑤
26. 经常责怪自己。① ② ③ ④ ⑤
27. 腰痛。① ② ③ ④ ⑤
28. 感到难以完成任务。① ② ③ ④ ⑤
29. 感到孤独。① ② ③ ④ ⑤
30. 感到苦闷。① ② ③ ④ ⑤
31. 过分担忧。① ② ③ ④ ⑤
32. 对事物不感兴趣。① ② ③ ④ ⑤
33. 感到害怕。① ② ③ ④ ⑤
34. 您的感情容易受到伤害。① ② ③ ④ ⑤
35. 旁人能知道您的私下想法。① ② ③ ④ ⑤
36. 感到别人不理解您，不同情您。① ② ③ ④ ⑤
37. 感到人们对您不友好，不喜欢人。① ② ③ ④ ⑤
38. 做事必须做得很慢以保证做的正确。① ② ③ ④ ⑤
39. 心跳得很厉害。① ② ③ ④ ⑤
40. 恶心或胃部不舒服。① ② ③ ④ ⑤
41. 感到比不上他人。① ② ③ ④ ⑤
42. 肌肉酸痛。① ② ③ ④ ⑤
43. 感到有人在监视您、谈论您。① ② ③ ④ ⑤
44. 难以入睡。① ② ③ ④ ⑤
45. 做事必须反复检查。① ② ③ ④ ⑤
46. 难以作出决定。① ② ③ ④ ⑤
47. 怕乘电车、公共汽车、地铁或火车。① ② ③ ④ ⑤
48. 呼吸有困难。① ② ③ ④ ⑤
49. 一阵阵发冷或发热。① ② ③ ④ ⑤
50. 因感到害怕而避开某些东西、场合或活动。① ② ③ ④ ⑤
51. 脑子变空了。① ② ③ ④ ⑤

52. 身体发麻或刺痛。① ② ③ ④ ⑤
53. 喉咙有梗塞感。① ② ③ ④ ⑤
54. 感到前途没有希望。① ② ③ ④ ⑤
55. 不能集中注意。① ② ③ ④ ⑤
56. 感到身体的某一部分软弱无力。① ② ③ ④ ⑤
57. 感到紧张或容易紧张。① ② ③ ④ ⑤
58. 感到手或脚发重。① ② ③ ④ ⑤
59. 想到死亡的事。① ② ③ ④ ⑤
60. 吃得太多。① ② ③ ④ ⑤
61. 当别人看着您或谈论您时感到不自在。① ② ③ ④ ⑤
62. 有一些不属于您自己的想法。① ② ③ ④ ⑤
63. 有想打人或伤害他人的冲动。① ② ③ ④ ⑤
64. 醒得太早。① ② ③ ④ ⑤
65. 必须反复洗手、点数目或触摸某些东西。① ② ③ ④ ⑤
66. 睡得不稳不深。① ② ③ ④ ⑤
67. 有想摔坏或破坏东西的冲动。① ② ③ ④ ⑤
68. 有一些别人没有的想法或念头。① ② ③ ④ ⑤
69. 感到对别人神经过敏。① ② ③ ④ ⑤
70. 在商店或电影院等人多的地方感到不自在。① ② ③ ④ ⑤
71. 感到任何事情都很困难。① ② ③ ④ ⑤
72. 一阵阵恐惧或惊恐。① ② ③ ④ ⑤
73. 感到公共场合吃东西很不舒服。① ② ③ ④ ⑤
74. 经常与人争论。① ② ③ ④ ⑤
75. 单独一人时神经很紧张。① ② ③ ④ ⑤
76. 别人对您的成绩没有做出恰当的评价。① ② ③ ④ ⑤
77. 即使和别人在一起也感到孤单。① ② ③ ④ ⑤
78. 感到坐立不安心神不定。① ② ③ ④ ⑤
79. 感到自己没有什么价值。① ② ③ ④ ⑤
80. 感到熟悉的东西变成陌生或不像真的。① ② ③ ④ ⑤
81. 大叫或摔东西。① ② ③ ④ ⑤
82. 害怕会在公共场合昏倒。① ② ③ ④ ⑤
83. 感到别人想占您的便宜。① ② ③ ④ ⑤
84. 为一些有关性的想法而很苦恼。① ② ③ ④ ⑤
85. 您认为应该因自己的过错而受到惩罚。① ② ③ ④ ⑤
86. 感到要很快把事情做完。① ② ③ ④ ⑤
87. 感到自己的身体有严重问题。① ② ③ ④ ⑤
88. 从未感到和其他人很亲近。① ② ③ ④ ⑤
89. 感到自己有罪。① ② ③ ④ ⑤
90. 感到自己的脑子有毛病。① ② ③ ④ ⑤

二、抑郁自评量表

抑郁自评量表(self-rating depression scale，SDS)由 Zung 编于 1965 年，为美国教育卫生福利部推荐的用于精神药理学研究的量表之一，因使用简便，易于掌握，能有效反映抑郁状态的有关症状及其严重程度和变化，特别适用于综合性医院以及发现抑郁症患者。SDS 包括 20 个项目每个项目反映与抑郁状态相关的一个特异性症状，如抑郁心境、睡眠障碍、易疲劳、易激惹、无价值感等。SDS 按症状出现频度评定分 4 个等级：从来没有或偶尔发生、有时发生、经常发生、持续发生。若为正向评分题，依次评为粗分 1、2、3、4。反向评分题(文中有 * 号者)，则评分为 4、3、2、1。

SDS 的主要统计指标是总分，但要经过一次转换。待自评结束后，把 20 个项目中的各项分数相加，即得原始总分(或总粗分)，换算方法为标准分＝原始总分×1.25，取其整数部分。国内量表协作组曾对我国正常人 1 340 例进行 SDS 评定，其中男 705 名，女 635 名。评定结果总粗分 33.46±8.55，标准分为 41.88±10.57，性别和年龄对 SDS 影响不大。按上述中国常模结果，SDS 总粗分的分界值为 41 分，标准分为 53 分，和国外研究结果的 40 分和 50 分甚为接近。国人将 SDS 标准分 53～63 定为轻度抑郁，64～73 为中度抑郁，大于 73 为重度抑郁。

抑郁自评量表(SDS)

请仔细阅读每一条，把题目的意思看明白，然后按照自己最近 1 周以来的实际情况，对下面的 20 个条目按 1～4 级评分：1. 很少；2. 有时；3. 经常；4. 持续。

1. 我感到情绪沮丧，郁闷。1　2　3　4
*2. 我感到早晨心情最好。4　3　2　1
3. 我要哭或想哭。1　2　3　4
4. 我夜间睡眠不好。1　2　3　4
*5. 我吃饭像平时一样多。4　3　2　1
*6. 我的性功能正常。4　3　2　1
7. 我感到体重减轻。1　2　3　4
8. 我为便秘烦恼。1　2　3　4
9. 我的心跳比平时快。1　2　3　4
10. 我无故感到疲劳。1　2　3　4
*11. 我的头脑像往常一样清楚。4　3　2　1
*12. 我做事情像平时一样不感到困难。4　3　2　1
13. 我坐卧不安，难以保持平静。1　2　3　4
*14. 我对未来感到有希望。4　3　2　1
15. 我比平时更容易激怒。1　2　3　4
*16. 我觉得决定什么事很容易。4　3　2　1
*17. 我感到自己是有用的和不可缺少的人。4　3　2　1
*18. 我的生活很有意义。4　3　2　1
19. 假若我死了别人会过得更好。1　2　3　4
*20. 我就喜爱自己平时喜爱的东西。4　3　2　1

三、焦虑自评量表(SDS)

焦虑自评量表(self-rating anxiety scale,SAS)由 Zung 于 1971 年编制。它是一个含有 20 个项目,用于评定焦虑患者的主观感受的量表。国外研究认为,SAS 能较准确地反映有焦虑倾向的精神病患者的主观感受。此外,SAS 在心理咨询门诊中也是一种了解来访者焦虑症状的常用自评工具。

SAS 的主要评定依据为项目所定义的症状出现的频度,分 4 级:没有或很少时间,小部分时间,相当多时间,绝大部分或全部时间。正向评分题目,依次评分为 1、2、3、4;反向评分题目(文中有 * 号者),则评分为 4、3、2、1。SAS 的主要统计指标为总分。在自评者评定结束后,将 20 个项目的各个得分相加,即得原始总分(或总粗分),然后换算成标准分。换算方法为标准分=原始总分×1.25,取其整数部分。根据国内量表协作组对中国正常人 1 158 例的研究结果,正向评分题 15 项均分为 1.29±0.98;反向评分题 5 个项目均分为 2.08±1.71,20 项总粗分均值为 29.78±10.07。总粗分的正常上限为 40 分,标准总分为 50 分,分别略高于国外的 30 分和 38 分。国人将 SAS 标准分 50~60 定为轻度焦虑,61~70 为中度焦虑,大于 70 为重度焦虑。

焦虑自评量表(SAS)

请您仔细阅读每一个陈述,根据您最近的 1 周的实际感觉作出回答。在对应的答案里画一个勾,每一条文字后面有 4 个数字,分别表示:1. 没有或很少时间;2. 少部分时间;3. 相当多时间;4. 绝大部分或全部时间。

1. 我觉得比平时容易紧张和着急。1 2 3 4
2. 我无缘无故地感到害怕。1 2 3 4
3. 我容易心里烦乱和觉得惊恐。1 2 3 4
4. 我觉得我可能将要发疯。1 2 3 4

*5. 我觉得一切都好,也不会发生什么不幸。4 3 2 1

6. 我手脚发抖打颤。1 2 3 4
7. 我因为头痛、头颈痛或背痛而苦恼。1 2 3 4
8. 我感觉容易衰弱和疲乏。1 2 3 4

*9. 我觉得心平气和,并且容易安静坐着。4 3 2 1

10. 我觉得心跳得很快。1 2 3 4
11. 我因为一阵阵头晕而苦恼。1 2 3 4
12. 我有过晕倒发作,或觉得要晕倒似的。1 2 3 4

*13. 我吸气呼气都感到很容易。4 3 2 1

14. 我的手脚麻木和刺痛。1 2 3 4
15. 我因为胃痛和消化不良而苦恼。1 2 3 4
16. 我常常要小便。1 2 3 4

*17. 我的手脚常常是干燥温暖的。4 3 2 1

18. 我脸红发热。1 2 3 4

*19. 我容易入睡,并且一夜睡得很好。4 3 2 1

20. 我做噩梦。1 2 3 4

四、艾森克人格问卷

艾森克人格问卷(EPQ)是由英国艾森克(H. G. Eysenck)教授和其夫人根据因素分析法编制的，最早于1975年出版。临床常选用的是龚耀先教授1983年修订的艾森克人格问卷中文版。

EPQ分为成人和幼年两套问卷，各包括精神质(P)、内外向(E)、神经质(N)和说谎(L)4个量表，均为88个项目。EPQ成人问卷用于调查16岁以上成人的个性类型，幼年问卷用于调查7～15岁幼年的个性类型。不同文化程度的被试者均可以使用。

EPQ的成人和幼年问卷的每一个项目只要求被试者回答一个"是"或"不是"(或"否")。一定要作回答，而且只能回答是或否。发卷后向被试者说明方法，便由他自己逐条回答，这是纸笔测验的一种。可以个别进行，也可以团体进行。

五、危机干预分类评定量表

该分类评定量表(the triage assessment from，TAF)是北伊利诺伊大学的迈耶(Myer)和威廉姆斯(Williams)等人提出的。内容包括了求助者的情感、认知和行为方面，每一方面都有其对应的特殊反应方式和举例，有助于工作人员确定求助者目前的功能水平、判断危机的严重程度和决定需要采取的干预方式。本量表由5个方面组成。

(1) 危机事件　简要确定和描述危机的情况。

(2) 情感方面　愤怒/敌对、焦虑/恐惧、沮丧/忧愁，据其损害程度由轻到重分10个等级。

(3) 认知方面　生理/环境方面(饮食、水、安全、居处等)、心理方面(自我认知、情绪表现、认同等)、社会关系方面(家庭、朋友、同事等)、道德/精神方面(个人态度、价值观、信仰等)，据其损害程度由轻到重分10个等级。

(4) 行为方面　包括接触、回避、无能动性，据其损害程度由轻到重分10个等级。

(5) 严重程度小结(评分)　情感、认知、行为三项等级分之和，30分为满分。

六、简明精神评定量表

简明精神病评定量表(BPRS)由Overall和Gorham于1962年编制，是精神科用的最广泛的量表之一，是经过专业培训后的专业人员使用的评量表。本量表初版为16项，以后增加为18项。常选用的是18项版本，按5类因子进行记分，并将量表协作组增添的两个项目(工作和自知力)也包括在内。所有项目采用1～7级评分法，各级的标准为：①无症状；②可疑或很轻；③轻度；④中度；⑤偏重；⑥重度；⑦极重。没有或不能评定时记0分，统计时应删除。

本量表适用于具有精神病性症状的大多数严重精神病患者，尤适宜于精神分裂症患者。

BPRS总分反映精神病性障碍的严重性，总分越高，病情越重。心理或药物干预前后总分值的变化可反映干预效果的好坏，差值越大干预效果越好。在一般研究中，确定患者入组标准分＞35分。因子分，反映精神病性障碍的临床特点，并可据此画出症状廓图。单项症状的评分及其出现频率反映不同精神病性障碍的症状分布特点。心理或药物干预前后各项目或因子的评分变化可反映干预治疗的靶症状。因BPRS为分级量表，所以能够比较细致地反映心理或药物干预的疗效。

七、社会支持评定量表

社会支持评定量表由肖水源于1986年编制，该量表共有10个条目，包括客观支持(3条)、主观支持(4 条)和对社会支持的利用度(3 条)三个维度。适用于了解被试者社会支持的特点及其与心理健康水平、精神疾病和各种躯体疾病的关系。

据不完全统计,自 1986 年以来,《社会支持评定量表》已在国内 20 多项研究中应用,并被译为日文用于一项国际协作研究。从反馈回来的意见看,该问卷的设计基本合理,条目易于理解无歧义,具有较好的信度和效度。

八、应对方式问卷

该应对方式问卷由肖计划等参照国内外应对研究的问卷内容以及有关“应对”的理论,根据我国文化背景编制而成。该量表包括 62 个条目,共分为 6 个分量表,分别为解决问题、自责、求助、幻想、退避、合理化。适用于文化程度在初中和初中以上,年龄在 14 岁以上的青少年、成年和老年人,除痴呆和重性精神病之外的各类心理障碍求助者。

“应对方式问卷”有 6 个分量表,每个分量表由若干个条目组成,每个条目只有两个答案:“是”和“否”。

应对因子间的相关分析发现“解决问题”与“退避”两个应对因子的负相关程度最高。以此作为六个应对因子关系序列的两极,然后根据各因子与“解决问题”应对因子相关系数的大小排序,可将 6 个应对因子排出下列关系序列:

退避→幻想→自责→求助→合理化→解决问题

研究结果还发现,个体应对方式的使用一般都在一种以上,有些人甚至在同一应激事件上所使用的应对方式也是多种多样的。但每个人的应对行为类型仍具有一定的倾向性,这种倾向性构成了 6 种应对方式在个体身上的不同组合形式。这些不同形式的组合解释为:

(1)“解决问题——求助” 成熟型:这类受试者在面对应激事件或环境时,常能采取“解决问题”和“求助”等成熟的应对方式,而较少使用“退避”、“自责”和“幻想”等不成熟的应对方式,在生活中表现出一种成熟稳定的人格特征和行为方式。

(2)“退避——自责” 不成熟型:这类受试者在生活中常以“退避”,“自责”和“幻想”等应对方式应对困难和挫折,而较少使用“解决问题”这类积极的应对方式,表现出一种神经症性的人格特点,其情绪和行为均缺乏稳定性。

(3)“合理化” 混合型:“合理化”应对因子既与“解决问题”,“求助”等成熟应对因子呈正相关,也与“退避”,“幻想”等不成熟应对因子呈正相关,反映出这类受试者的应对行为集成熟与不成熟的应对方式于一体,在应对行为上表现出一种矛盾的心态和两面性的人格特点。

本量表的评定的时间范围是指受检者近两年来的应对行为状况。

思考题

1. 何谓心理评估。
2. 简述心理评估的主要方法。
3. 一来访者焦虑自评量表自测原始总分为 48,请计算其 SAS 标准分是多少。

(陈武英 陈宜刚)

第三章

精神障碍常见症状评估与诊断

学习目标

掌握 精神障碍的常见症状的特征。

了解 精神障碍的分类方案。

精神障碍的诊断与其他疾病一样，其依据包括健康史评估(含心理、社会评估)、身体评估、实验室及器械检查。但不同的是精神障碍的诊断依据更侧重于健康史评估，即症状评估。之所以如此，是因为除器质性精神障碍外，其他精神障碍通常无阳性体征，实验室及器械检查亦无明显异常，但身体评估、实验室及器械检查是必要的，对排除其他疾病十分重要。

K. Jaspers 提出收集症状时，要注重观察患者的行为表现，尽量避免主观猜想。这一观点十分重要，是症状评估的要领。

心理活动包括认知、情感、意志等方面，本章从这些方面介绍常见症状的特征。精神症状的判断要反复训练以掌握症状的特征，不能简单地望词生义，需要细心领悟其特征。

第一节　认知障碍

一、感知觉障碍

感觉和知觉是认知活动的基础，也是情感、意志的基础。通过人体视觉、触觉、听觉、嗅觉、味觉、体内等感受器，对外界事物或身体个别属性的反映为感觉，而对事物各种属性及相互关系的整体反映则是知觉。

(一) 感觉障碍

1. 感觉过敏

感觉过敏患者对外界一般强度刺激的感受性增高。如感到微风的震耳、春光刺眼等。

2. 感觉减退

感觉减退与上述症状相反，对强烈的刺激感受性下降，甚至感觉消失。如对强烈的疼痛刺激感觉轻微。

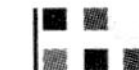

3. 感觉倒错

感觉倒错者对外界刺激产生了与常人性质不同或相反的异常感觉。如对冷刺激产生热感；对棉球轻触皮肤产生疼痛或麻木感。

4. 内感性不适

内感性不适也叫体感异常，患者产生体内模糊的、难以忍受的不适感，如身体牵拉、撕扯、转动、游走、虫爬等，引起患者不安而怀疑生病，但患者不能明确告之体内不适的部位，后一特点不同于内脏性幻觉，内脏性幻觉部位明确。

（二）知觉障碍

1. 错觉

患者对客观事物产生不正确或歪曲的知觉，这种歪曲的知觉与客观事物的某些性状相关联。如错把门后衣架上所挂衣服看成人、把天花板上圆形灯罩错以为是悬挂着的人头。

2. 幻觉

幻觉是精神障碍者常见症状。与错觉不同，在没有客观事物刺激的情况下，患者产生了虚幻的知觉。幻觉表现多样，常按幻觉部位、形象、性质分类。

（1）部位　分为听幻觉、视幻觉、嗅幻觉、味幻觉、触幻觉、内脏性幻觉等。

听幻觉是最为常见的幻觉，尤其常见的是言语性幻听，如某高中女生幻听到老师、校长在走廊里说她的不是。思维鸣响和机能性幻听是两种特殊的幻听。思维鸣响又称为思维化声，其特征是患者想到某物就幻听到相应的声音，如想到拖拉机时则同时幻听到拖拉机开动的声音。机能性幻听与某种刺激同步，但幻听内容与刺激无关，如某精神分裂症患者，在厕所水箱放水的水流声中同时幻听到“辩证唯物主义”的声音。

视幻觉见于意识障碍和精神分裂症等。如称在窗外见到远方的友人。

嗅幻觉为患者在食物或其他事物上嗅到不存在的气味，多为难闻的气味。见于精神分裂症等患者。颞叶器质性病变者，首发症状常为嗅幻觉。

味幻觉可见于精神分裂症患者。患者在美食中尝到异味，常因此妄想有人要害患者而拒绝进食。

触幻觉为患者皮肤出现通电、虫爬、针刺等幻觉，常伴有被害妄想，可见于精神分裂症和可卡因中毒症等患者。

内脏性幻觉常与疑病妄想并存，患者诉说某一脏器或部位的异常知觉，部位准确，但无相应的体征或实验检查异常，多见于精神分裂症、抑郁症等患者。

（2）幻觉形象　根据幻觉是否成形，分为成形幻觉和不成形幻觉。前者最常见，所幻觉的事物外形较完整。

（3）幻觉性质　分为真性幻觉和假性幻觉。前者形象完整如成形幻觉，后者幻觉外形不完整，如幻见人的上半身，缺乏真实感。

（三）感知觉综合障碍

感知觉综合障碍的特征是患者对客观事物的整体感知是正确的，但对客观事物的个别属性的感觉是歪曲的，如能正确识别某人，但对身高、肤色等的识别有误。根据属性识别障碍的不同，可分为空间感知觉综合障碍、时间感知觉综合障碍、运动感知觉综合障碍、体型感知觉综合障碍等。

二、思维

思维是人类认知活动的高级形式，在对事物感知觉的基础上，通过分析、比较、综合、联想、概括等感知事物间内在的联系，产生新的认知。思维障碍者可表现为思维形式、思维逻辑、思维内容等方面的异常。

（一）思维形式障碍

1. 思维迟缓

思维迟缓特征是思维进程缓慢，联想困难，表现为言语简短、语速迟缓、声音低沉。

2. 思维奔逸

思维奔逸与思维迟缓相反，是一种兴奋性联想障碍，其思维活动量大、联想多，表现为话题转换快，但话题间逻辑联系肤浅。

3. 思维贫乏

思维贫乏与思维迟缓不同，主要特点是思维内容空乏、概念和词汇贫乏。对于询问，患者往往无明确的应答或简答“不知道”。某患者愈后回顾当时体验时说“脑子空虚，既无可想的，也无可说的”。

4. 病理性赘述

患者基本能围绕主题叙述事情，但过多描述了不必要的细节，常掩盖主要内容。多见于大脑器质性损害，如癫痫性精神障碍。

5. 思维中断

在意识清楚、无明显干扰时，患者的思维过程呈突然中断，如语言突然中止。

6. 思维松弛

思维松弛也叫作思维散漫。患者无意识障碍，但话题无固定主题或有多个主题，他人听起来感觉患者的言语可懂，但不明其意，严重时发展为思维破裂和思维不连贯。

7. 思维破裂和思维不连贯

思维破裂者无意识障碍，表现为句子之间缺乏内在联系。思维不连贯与思维破裂相似，但有意识障碍，严重时词语间毫无联系，句子是词的杂乱堆积。

8. 强制性思维

患者神志清晰，但强制出现无现实意义的思维活动。注意与强迫思维的区别，后者是理念而非思维活动。

9. 重复语言、刻板语言

略。

（二）思维逻辑障碍

1. 象征性思维

患者表现为形象思维与抽象思维间联系障碍，即以无关的具体概念代表某一个抽象概念，如以全身着红衣表示“爱党”。

2. 词语新作

即患者自创文字，不可理解。

3. 逻辑性思维倒错

患者违背思维逻辑的基本规律，推理荒谬，甚至因果倒置。

4. 诡辩症

内容无意义的辩论。

(三) 思维内容障碍

1. 妄想

妄想是思维内容障碍最常见的症状。妄想指患者在疾病状态下，进行病态的推理、判断或存在幻觉所产生的病理的信念，具有两大特点：①患者对错误思想缺乏正确地识别能力，坚信不疑，利用强有力的证据也不能说服。故宗教迷信、无知偏见、幻想、理想等均不属妄想。②妄想内容具有自我关联的特点，即与个人经历、社会和文化背景等有关。妄想种类很多，临床上常根据妄想内容分类，常见的分类如下所述：

(1) 被害妄想　患者无中生有地坚信周围人或团体采取各种手段加害于他。

(2) 夸大妄想　患者多在情感高涨时发生，坚信自己权力、能力、财富等无限。

(3) 罪恶妄想　患者毫无根据地认为自己对国家、人民和他人犯下严重错误和罪过，造成不可挽回的损失。

(4) 疑病妄想　患者坚信自己患了躯体不治之症，体检及实验室检查也不能纠正这一错误信念。

(5) 钟情妄想　患者坚信某异性对自己产生了爱情，即使遭到对方严词拒绝，仍坚信不疑，认为对方在考验他。

(6) 嫉妒妄想　患者坚信妻子或丈夫有外遇，对自己不忠实，因此检查或跟踪对方。

(7) 虚无妄想　患者坚信世界已经毁灭，现在所见是不真实的。

(8) 关系妄想　患者坚信周围本与他无关的一切，均与他有关。

2. 超价观念

超价观念也是患者特有的确信，与妄想不同：①有一定的事实根据，但不充分。②具有明显的情感色彩，内容与患者的切身利益有关。

3. 强迫观念或强迫思维

患者神志清晰，无法控制反复出现的观念或想法，而非思维活动过程。患者有自知力，因此感到痛苦。

三、注意

注意为人的精神活动有选择性地指向一定对象的现象，是心理活动的共同特征之一，与其他心理活动关系密切。注意分为两类，第一类被动注意，是人的原始反应，这种定向反应取决于刺激强度，如听课时注意到室外吵声即为被动注意；第二类主动注意是人的自觉的、有目的、高度集中的注意，注意力大小与兴趣、情感、思维、经历等有关。

(1) 注意增强　其特点是主动注意增强、稳定。

(2) 注意减退　表现为主动注意和被动注意均减退，常不稳定。

(3) 注意转移　患者被动注意增强。

(4) 注意涣散　患者主动注意异常，难以维持较长时间的注意力。

四、记忆

记忆是一种在感知觉、思维基础上建立起来的精神活动。通过反复识记后保存于脑中，在有现实刺激时即与脑中既往信息联系为再认，随之能回忆出过去的经历，这一过程叫记忆。Ribot定律阐明了记忆的规律：越是新近识记的事物越是遗忘得快，可见遗忘的发展从近事记忆到远事记忆。

1. 记忆增强

记忆增强见于情感障碍、精神分裂症等，表现为久已遗忘的事件或体验，甚至细节又重新回忆起来，治疗痊愈后又不能回忆

2. 记忆减退

记忆减退见于神经衰弱、器质性脑部病变，也可以见于正常老年人，表现为既往经验和重大事件难以回忆，或记忆过程减退。

3. 遗忘

遗忘表现为某一时期既往经验和重大事件记忆缺失。

(1) 顺行性遗忘　见于脑震荡等疾病发生以后所经历的事件，遗忘的时间与疾病同时开始。

(2) 逆行性遗忘　见于颅脑损伤和精神障碍等，患者对疾病发生之前事件不能回忆。老年性痴呆往往早期表现为顺行性遗忘，随病情发展则出现逆行性遗忘。

(3) 选择性遗忘或心因性遗忘　也叫局限性遗忘。遗忘的内容仅限于与痛苦体验有关的事情。

4. 虚构与错构

虚构与错构均为记忆错误，患者试图弥补遗忘的经历，常见于酒精中毒等。错构表现为将过去发生过事件的时间记忆错误，而虚构者回忆中出现过去事实上从未发生过的事件。

五、智能

智能是一个复杂的概念，与思维、注意、记忆等密切相关，在解决问题的过程中才能表现出来，与智能相关的能力包括计算能力、理解能力、综合能力、分析能力、判断能力、推理能力、创造能力等。智能与遗传有关，更与后天学习获取的知识有关，未受教育而文化水平低者不等于智能低下。

1. 精神发育迟滞

年龄≤18岁的患者，各种原因所致智能发育的水平未达到同龄人水平。

2. 痴呆

年龄＞18岁的患者，各种原因所致智能水平未达到同龄人水平，为器质性痴呆。大脑弥漫性器质性损害影响全部精神活动，无自知力，此为全面性痴呆；而大脑的病理改变局限在某些部位引起部分性痴呆，出现部分智能障碍，具有一定的自知力，通常定向力完整。

3. 假性痴呆

为非器质性痴呆，一般由强烈的精神创伤引起，重症抑郁者也可伴有类似痴呆的表现。因为大脑无器质性损害，故这类痴呆通常是可逆的。其表现常见两种。

(1) 心因性假性痴呆　患者表现为对简单问题给予近似回答，不超出问题性质的范围，如2＋1＝5结果是错的，但显然用的是加法；而对复杂问题能正确解决，并且能生活自理。

(2) 童样痴呆　患者的主要表现为类似儿童稚气样子。

六、定向力

定向力即确定方向的能力,包括两种:①周围环境定向力指时间、地点、人物等;②自我定向力即自我状态,包括姓名、年龄、职业等。

意识障碍者必有定向力障碍,也就是说定向力障碍是意识障碍的重要标志,常见于脑器质性病变,但有定向力障碍者不一定有意识障碍,如精神分裂症患者。

七、自知力

自知力指患者对自身精神疾病状态的认识能力,是部分精神障碍的痊愈指标之一。精神分裂症等患者发病时会丧失自知力,治疗有效时会恢复部分自知力,痊愈者则具有完整的自知力。

第二节　情感障碍

情感活动指人们主观对客观事物所持态度在内心中的体验,并伴随相应的心身变化,如喜怒哀乐等,需要是情感活动的基础。人们经常使用的情感、情绪等都属于情感活动,区别是相对的。

在心理学,情绪与情感有明显区别。情绪(emotion)与生理满足有关,具有明显的情境性,一般不稳定,随情境而变化。情感(feeling)与人的社会性需要关联,具有稳定性的特点,一般不受情境影响而变化。可见,情绪比情感强烈。

心境(mood)是情绪的一种。其特征为持久但强度较弱的情绪状态,呈弥散性即不具有特定的指向,是一段时间内精神活动的基本背景,如"人逢喜事精神爽"。临床上心境与情感通用,如情感性精神障碍也称为心境障碍。

激情(affect)指突然发生的爆发性情感或情绪。

常见情感活动障碍可归于以下几类。

一、情感性质改变即病理优势情感

1. 情感高涨

情感高涨表现为表情丰富、兴高采烈,通常与环境协调统一,易为他人理解。

2. 欣快

欣快常见于器质性精神障碍。临床表现与情感高涨相似,但与环境不协调不统一,他人感觉其"傻乐"。

3. 情感低落

情感低落患者表现与情感高涨相反,情绪低沉,悲观失望,自我感觉"度日如年、生不如死",往往与环境协调,可为人理解。

4. 焦虑

焦虑为心境的一种。与常人不同,缺乏客观原因,表现为内心紧张不安、害怕。

二、情感波动不稳

1. 面对轻微刺激，情感明显波动

（1）情感脆弱　表现为迅速伤心流泪或兴奋激动，极易伤感。

（2）情感不稳　患者喜怒无常，常从一种恶劣情绪速转为另一种恶劣情绪。

（3）易激惹　迅速出现短暂、强烈的恶劣情绪。

2. 突然爆发强烈的发作性恶劣情绪

（1）病理性激情　患者在无明显诱因时，突然出现激情甚至暴行，常伴有意识障碍，事后遗忘。

（2）情感爆发　患者意识清楚，在具有暗示性精神因素作用下，表现为情感色彩较浓、发泄性激情。

3. 强制性哭笑

无明显诱因，出现无法控制的哭笑，常见于脑器质性精神病。

三、情感协调性异常

1. 情感迟钝与情感淡漠

面对外界刺激，患者轻则表现为感觉迟钝，情感体验能力低下，重则为情感淡漠，缺乏情感体验的能力，表情淡漠，没有反应。

2. 情感倒错

患者的情感体验与正常预期的情感体验相反，如在本应悲伤时却表现为高兴，常见于精神分裂症。

3. 表情倒错

患者的表情与内心情感体验相反，如患者内心痛苦时却出现快乐的表情。

4. 矛盾情感

同一患者对同一对象同时产生两种相反、矛盾的情感体验，如患者对某亲人既爱又恨，既喜欢又讨厌，无自知力。

第三节　意志行为障碍

分析人们的行为可知，人在生活和社会实践行为前，首先出现行为的意向、动机、目的，制定执行计划，并克服困难，落实到行为上，直至完成任务，这一心理活动叫意志（will），意志总是表现为具体的行为，并通过行为实现，不是隐藏于个体内心之中。意向指与本能有关的活动，如食欲、性欲等，而直接推动意志行为的力量叫动机，行为所指向的目标为目的。意志和行为可通用，前者侧重意向、动机、目的，后者偏重具体行为。

一、行为的意向、动机、目的异常

1. 意志增强

患者在一定时间内动机多而易变，导致行为多，对一切事物感兴趣，但往往有始无终，患者无自知力，其行为被他人理解或不理解。可见于躁狂症等。

2. 意志减退

患者有动机，但感到自己无能为力或情绪低落不愿为，患者对这一状况有部分自知力而自责。

3. 意志缺乏

意志缺乏与意志增强不同，患者缺乏意向、动机，表现为生活懒散、学习和工作缺乏主动性和积极性，而且无自知力，与周围环境不协调。

4. 意向倒错

患者出现违背常理的意向，如异食症者吃肥皂等，与常人有异。

5. 矛盾意向

患者对同一事物同时产生相互矛盾、对立的意志活动，无自知力，常见于精神分裂症等疾病。

6. 强迫性意向

患者无法自控出现被迫意向，如强迫性纵火意向，但患者自知力完整感到痛苦，故通常没有行为。

二、行为异常

1. 精神运动性兴奋

精神运动性兴奋特征为患者的随意运动及言语显著增加。运动性兴奋指患者只有动作增加且无言语增加，而言语性兴奋者只有言语增加没有动作增加。

(1) 协调性精神运动性兴奋　表现为与认知、情感协调一致，动作均具有一定目的和意义，可为他人理解，如焦虑时坐立不安等。

(2) 不协调性精神运动性兴奋　患者的动作、言语与认知情感不协调，动作杂乱无意义，令人难以理解，如挤眉弄眼、言语破碎等。

2. 精神运动性抑制

精神运动性抑制与精神运动性兴奋相反，患者的随意运动及言语显著减少。表现形式多种多样。

(1) 木僵　患者经常保持某种固定的姿势，很少活动。

(2) 蜡样屈曲　患者的肢体如同蜡一样可以任意塑形，肢体任人摆布，即使不适也不主动改变。如抽去患者的枕头后，患者的头部仍悬空似有枕，这一现象称为空气枕头。

(3) 缄默症　患者不主动说话，不用言语回答问题，可用表情、肢体动作、书写表达自己的看法。

3. 违拗症

违拗症有两种表现：①主动性违拗，患者的动作与要求相反；②被动性违拗，患者拒绝一切动作要求。

4. 被动性服务

精神分裂症患者可无条件执行一切动作要求，即使对患者有伤害的动作也照样执行。

5. 刻板动作与刻板语言

患者持久且机械地重复一种单调的动作或单调的语言。

6. 模仿动作与模仿语言

精神分裂症患者简单地重复他人的动作或言语。

7. 作态

患者做出愚蠢而幼稚的动作或姿态，并不离奇，使人感到似患者故意伪装。

8. 离奇行为与古怪动作

患者的行为动作离奇古怪，他人不可理解。

9. 强制性动作与强迫动作

强制性动作与强迫动作均表现为不符合个人意向又不由自主无法控制的动作，前者无自知力，后者有自知力，但仍无法控制。

第四节 意识障碍

意识为复杂的心理活动，是所有心理活动的基础。意识是在清醒状态下，人们对周围环境、自我的识别和察觉的能力，故意识分为周围意识（或环境意识）和自我意识。S. Freud 的心理结构包括意识、前意识、潜意识 3 个层次，认为潜意识是精神能量来源，是行为动机的形成场所。

一、周围意识障碍

周围意识指个体对外界客观事物和环境现状确认的能力，通过清晰度、范围、内容 3 个方面表现出来。

1. 清晰度

正常人神志清晰或意识清楚。患者清晰度异常时，依清晰度损害程度由轻到重分为嗜睡、意识模糊、谵妄、昏睡、浅昏迷、深昏迷等意识障碍，其诊断标准已在《健康评估》课程中学过，这里不再复述。可见，普通临床学科所说的意识障碍概念较为狭窄，为意识的清晰度。

2. 范围

正常人能正确识别感官所及范围内一切事物。朦胧状态指患者在意识清晰度下降的背景下，突然出现短暂性识别范围缩小，常伴有幻觉、妄想等，其特殊类型有梦游症和神游症，可见于癫痫、癔症等病。

（1）梦游症　也叫睡行症。患者多在睡后 1～2 h 突然起床，执行简单、无目的的动作，持续时间 10 分钟左右，发作期不处于苏醒状态，发作后再入睡，次日醒来对夜间发作完全遗忘。

（2）神游症　发作时间在白天。患者突然无目的外出漫游或旅游，持续时间长可达 1 天以上，常突然清醒，对发作经历可有部分回忆。

3. 内容

正常人能及时识别所在现场范围内事物。异常者可见于谵妄状态，常伴有错觉、幻觉、定向力障碍。

二、自我意识障碍

自我意识为个体对当前自我主观状态的确认能力。Jasper 提出自我意识包括 4 个方面：①存在意识，人们意识到个体的真实存在，不是虚而不实；②界限意识，即个体与他人或事物之间存在一定的界限；③同一性意识与统一性意识，前者意识到在不同时间内自己是同一个人，后者指在同一时间内自己是单一而独立的人；④能动性意识，个体意识到自己的精神活动受本人的支配与控制。

1. 存在意识障碍

（1）人格解体　狭义指患者对自我存在的不真实感，广义尚包括对周围环境存在的不真实

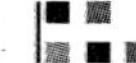

感。如询问某患者问题，患者拒绝回答，患者解释当时“躺在床上的是我的躯壳，灵魂已经不存在了，故不能回答问题。”

2. 同一性意识与统一性意识障碍

(1) 交替人格　为同一性意识障碍。同一患者在不同时间内心交替体验到两种完全不同的个性特征。如某患者一段时间内体验自己的个性特征，另一时间段内却体验为自己母亲的个性特征。

(2) 双(多)重人格　是统一性意识障碍。同一患者在同一时间内体验和表现两种或两种以上不同的人格。如一方面表现A的言语、思想、行为，同时又表现B的言语、思想、行为。

(3) 人格转换　也是统一性意识障碍。患者在同一时间内，否认原来的自我，自称是另一个人或动物，但不出现相应的言行。如患者称自己是“狐狸大仙”。

第五节　精神障碍的分类与诊断标准

根据疾病的特点和从属关系，对疾病进行分类十分重要，可加深对疾病的认识，为诊疗、科研提供依据。目前分类，主要依据为病因和症状。

一、ICD－10

国际疾病分类第10版(ICD－10)第5章涉及精神障碍分类，1992年我国出版ICD－10第5章中译单行本，书名叫《ICD－10精神与行为障碍分类》。ICD－10中精神与行为障碍分类。

F00－F09　器质性(包括症状性)精神障碍。

F10－F19　使用精神活性物质所致的精神及行为障碍。

F20－F29　精神分裂症、分裂型及妄想性障碍。

F30－F39　心境(情感性)障碍。

F40－F49　神经症性、应激性及躯体形式障碍。

F50－F59　伴有生理障碍及躯体因素的行为综合征。

F60－F69　成人的人格与行为障碍。

F70－F79　精神发育迟滞。

F80－F89　心理发育障碍。

F90－F98　通常发生于儿童及少年期的行为及精神障碍。

F99　待分类的精神障碍精神障碍。

二、DSM-Ⅴ

美国精神障碍诊断与统计手册第5版(DSM-Ⅴ)对精神障碍进行编码、分类和诊断的创新，对多个专业学科有深远的影响。DSM-Ⅴ将精神障碍分为22大类。

1) 神经发育障碍。

2) 精神分裂症谱系及其他精神病性障碍。

3) 双相及相关障碍。

4) 抑郁障碍。

5) 焦虑障碍。

6）强迫及相关障碍。

7）创作及应激相关障碍。

8）分离障碍。

9）躯体症状及相关障碍。

10）喂食及进食障碍。

11）排泄障碍。

12）睡眠-觉醒障碍。

13）性功能失调。

14）性别烦躁。

15）破坏性、冲动控制及品行障碍。

16）物质相关及成瘾障碍。

17）神经认知障碍。

18）人格障碍。

19）性欲倒错障碍。

20）其他精神障碍。

21）药物所致的运动障碍及其他不良反应。

22）可能成为临床关注焦点的其他状况。

三、CCMD-3

中国精神障碍分类方案及诊断标准第3版（CCMD-3）是根据我国国情编制的，具有明确的诊断标准，是开展护理工作、护理科研必不可少的工具书。CCMD-3将精神障碍分为9大类，进一步向ICD-10靠拢。

1）器质性精神障碍。

2）精神活性物质与非成瘾物质所致精神障碍。

3）心境障碍。

4）癔症、应激相关障碍、神经症。

5）心理因素相关的生理障碍。

6）人格障碍、习惯和冲动控制障碍、性心理障碍。

7）精神发育迟滞、儿童和少年期心理发育障碍。

8）儿童和少年期多动障碍、品行障碍、情绪障碍。

9）其他精神障碍和心理卫生情况。

思考题

1. 复习各精神症状的临床特征。
2. 我国精神障碍分类与诊断标准的名称是什么？

（陈宜刚　陈武英）

舒适放松的体位，集中注意力，保持安静和平静。

2）指导患者如何进行放松：让患者先深吸气而后再缓慢呼气。然后，依次收缩全身的每一组肌群（表4-1）并保持约10 s，同时训练者描述该肌群所在部位紧张和不适的感觉。接下来，放松同一组肌群20～30 s并注意体验放松后的感觉——温暖、柔软和平静。放松训练技术帮助患者将注意力依次集中到身体的各个部位体验该部位紧张和放松时的感觉。最后，患者的身体完全放松，从下至上，从脚趾向上到躯干、眼睛、前额全部处于放松状态。

表4-1　渐进式肌肉放松训练具体步骤

肌肉群	紧张-放松练习
双手	握紧拳头，然后放松；手指伸展，然后放松
手臂	用力弯曲双臂，绷紧双臂肌肉，然后放松
脚趾	脚趾用力抓紧鞋底，放松；再翘起脚趾，用力顶住鞋面，放松
脚和小腿	以小腿配合，先将脚尖用力向上翘，脚跟向下向后紧压地面，绷紧小腿然后放松；然后再指向相反的方向，放松
大腿	将腿伸直并抬离地面约15 cm后放松；然后将腿伸直将脚跟向前向下压紧地面，绷紧大腿肌肉然后放松
前额	绷紧额头的肌肉，皱额，然后放松
眼睛	尽可能地睁大眼睛，然后放松；再尽可能地闭紧眼睛，然后放松
嘴	尽量长大嘴巴后放松；用力噘嘴再放松；用力把舌头往外伸后放松；尽可能地将舌头向咽喉部回缩然后放松；用舌头用力抵住上腭再放松；再用舌头用力抵住下腭再放松
颈部	用力收紧下巴保持一会儿，然后放松
肩部	先向后用力扩展双肩，放松；再向前用力合紧双肩，放松
背部	躯干尽可能向前倾，使背部成弓形
腹部	用力收腹，放松；再用力将腹部鼓起，放松
臀部	尽可能地紧张臀部肌肉，上提会阴，放松

3）注意事项：全身肌群放松的顺序要事先确定，一旦执行，不宜任意改变。放松训练可由治疗者先教患者做一遍，边示范边带患者做，第二遍由治疗者发指令，患者跟随执行，学会后由患者自行练习，也可由治疗者提供指导训练的录音带，通常每天练习1～2次，每次15 min。有时也可只做肌肉放松而不做肌肉紧张练习。

研究证明，放松技术能促进睡眠，减轻疼痛，增加创造力。在护理实践中，护士可以教会患者将放松训练作为一种自我帮助的手段，以有效地减轻其紧张和焦虑情绪。

（2）系统脱敏（systematic desensitization）　Joseph Wolpe所创立，用于治疗焦虑患者。治疗运用将习得的放松状态来抑制焦虑的反应，这一过程又称交互抑制（reciprocal inhibition）。

1）放松训练：有些护士应用催眠对某些患者进行放松，也可用录音磁带让患者自己练习放松。

2）等级脱敏表：确定引起焦虑的诱因（刺激源），按照产生焦虑严重程度的顺序列一份10～20个有关场景的等级表。表4－2显示了一名考试焦虑患者的等级脱敏表。

表4－2　考试焦虑患者等级脱敏表

教师宣布下星期考试
考试前一天晚上复习功课
考试当天正在吃早饭
走在去考场的路上
站在考场外等候进去
进入考场
坐在考试的位置上
教师发放考卷

3）脱敏：

A. 想象脱敏：先想象低强度的刺激，产生焦虑，然后放松，对抗和抑制焦虑；再想象，出现焦虑，再放松，直至不再焦虑。之后进入下一强度等级的刺激想象，又产生焦虑，又用放松对抗。如此反复进行。但每次治疗的进度不超过4个等级。回去后还要练习巩固。一般经数次想象脱敏后，对刺激事件不再敏感焦虑。即可转入现实脱敏或模拟现实脱敏。

B. 现实脱敏：即将想象的刺激情境改为现实情境。其余做法与想象脱敏相同。多数患者通过10次左右治疗即可获得良好效果。

4）适应证：系统脱敏适用于恐怖症、行为障碍，如口吃、强迫症、心理生理障碍，以及某些性问题等。

（3）满灌疗法（flooding）　又称冲击疗法。采用患者感到最焦虑、最恐惧的情境或刺激作为"冲击"物，要求和鼓励患者不要退缩，要坚持到底，直到没有焦虑或恐惧为止；休息20 min左右，再进行第二次"冲击"。

（4）厌恶疗法（aversion therapy）　把不适当的行为与不愉快的刺激或者不愉快的后果之间形成联系，使患者发生不良行为的同时会感到痛苦的反应，从而对不良行为产生厌恶而使其逐渐消退。常用于治疗酒精依赖或药瘾、性欲倒错（如同性恋、恋物病、窥阴癖等），以及其他冲动性或强迫性行为障碍。

（5）生物反馈治疗（biofeedback therapy）　应用有关仪器记录患者不随意生物功能信息，如皮温、皮肤电阻、肌紧张、血压、心率和脑电波活动等，然后指导患者调节或随意控制自己内脏对应激的反应。例如手部皮温的增高可以减轻偏头痛、心悸或心绞痛的复发频率。

生物反馈是行为发展最为迅速的一个领域，神经精神科多用于对焦虑障碍、有关应激性障碍、紧张性头痛、偏头痛、癫痫等疾病的治疗；内科多用于对原发性高血压、心律失常、哮喘、控制胃酸过多、过敏性结肠炎等疾病的治疗；外科多用于对骨骼功能的康复训练、痉挛性斜颈、假肢功能的训练等都有较好的作用。

(6) 强化技术(reinforcement) 强化就是采用奖励或惩罚的方式促成或消退某种行为，包括正强化和负强化。强化技术可用于长期住院的精神患者，还可用于急性精神病、精神发育迟滞、儿童孤独症，以及少年管教犯。

(四) 认知疗法(cognitive therapy)

1. 理论基础

Beck 提出的情绪障碍认知理论和 Albert Ellis 在 20 世纪 50 年代提出的合理情绪疗法指出，人认知评价过程，在由外来刺激引起行为反应的过程中，起到重要的中介作用，适应不良的或者病态的行为之所以形成并维持下来，与一些非理性观念或推理方式，如“任意的推断”“选择性概括”“过度引申”“夸大或缩小”“‘全或无’的思维”等思维歪曲有关。因此，治疗的目的就在于矫正这些不合理的认知，从而使患者的情感和行为得到相应的改变。

2. 基本技术

(1) 识别自动思维 患者在认识过程中首先要学会识别自动性想法，尤其是识别那些在愤怒、悲观和焦虑等情绪之前出现的特殊想法。治疗者通过提问、形象比喻和角色扮演，或要求患者写下他体验到的所有的消极思想来帮助患者认识自动思维。接着，分析每种自动思维来帮助患者认识到自动思维的存在和影响。

(2) 列举认知歪曲 向患者列出认知歪曲，可以帮助提高认知水平和矫正错误思想。

(3) 改变极端的信念或原则 帮助患者正确看待、思考一个事件，用现实的或理性的信念替代极端或错误的信念。

(4) 检验假设 把患者的自动思维变成假设形式，然后检验支持和不支持此错误假设的证据，以事实来证明患者认知的错误和歪曲。

(5) 重归因技术 抑郁的患者总是以消极、歪曲的方式看待生活中的事件。此技术实施方法有两种，一种是要患者坚持每天回顾并发现自己的优点或长处并记录；另一种是要患者针对自己的消极思想，提出积极的想法。

(6) 监察苦闷或焦虑水平 如果人们认识到焦虑有开始、高峰和消退的过程，就能够容易地控制焦虑情绪。因此，鼓励患者对自己的焦虑水平进行自我监测，促使患者认识焦虑波动的特点，增强抵抗焦虑的信心，是认知治疗的一项常用手段。患者可以采用三栏笔记法或多栏笔记法记录，三栏笔记法记录每天发生的事件和由此事件产生的自动思想和理智的思维；四栏或多栏笔记法还要求记录对歪曲认知的分析或情感反应。表 4－3 为四栏笔记法的例子。

表 4－3 每天的不适应思维记录表

事件	自动思维	分析	理智的思维
我这次考试没考好	我是一个失败者	过度引申	我不是一个失败者，很多事都做得很好，这一次失败不表示我永远都失败
我儿子这次期末考试考砸了	我不是一个好妈妈	牵连个人	有很多原因导致考试考砸了。作为一个母亲，我的主要任务是帮助儿子分析失败的原因，促使他在学习中进步，而不是将所有的责任归咎于自己，责备自己

3．适应证

认知治疗及认知行为治疗等方法用于治疗抑郁症、惊恐障碍、恐怖症、广泛性焦虑、药物滥用、进食障碍、精神分裂症、婚姻危机、两级倒错、疑病症、心身障碍等。

（五）来访者中心疗法

来访者中心疗法(client-centered therapy)由卡尔·罗杰斯(Carl Rogers)创立的心理疗法。

1．来访者中心疗法的理论基础

每一个人都有要发挥自己的潜能和自我实现的倾向，改变当前状况。治疗运用同理心来体验患者的情感和感受，给予其无条件的积极关注，帮助患者充分发挥其潜能，扩大、增加体验，增强自由意志，提高自我确定、选择和满足的能力。

2．来访者中心疗法基本技术

来访者中心疗法更加注重对患者的理解和关爱，而不是诊断、建议和说服。Rogers 特别强调治疗的效果取决于治疗者和患者的关系。

（六）暗示和催眠疗法

1．暗示疗法

暗示疗法(suggestion therapy)可以分为觉醒状态与非觉醒状态下的两类方法。觉醒状态的暗示治疗又有直接与间接之分。直接暗示治疗是指治疗者对静坐的患者，用事先编好的暗示性语言进行治疗；间接暗示治疗是指借助于某种刺激或仪器的配合，并用语言强化来实施的治疗。非觉醒状态下的暗示疗法是指治疗者使患者进入催眠状态后实施的治疗。

2．催眠疗法

催眠疗法(hypnotherapy)是应用催眠技术使人进入催眠状态，并用积极的暗示控制患者的心身状态和行为，以解除和治愈患者躯体疾病或精神疾病的一种心理治疗方法。

3．催眠治疗的适应证

主要适用于神经症、神经性抽动症、厌食症、胃溃疡、结肠炎、高血压、慢性哮喘等。

（七）人际心理治疗

认识和了解人际交往与抑郁症之间的关系，对于抑郁症患者的康复和预防是非常重要的。人际心理治疗(interrelation psychotherapy, IPT)便是基于上述发现而发展起来的短程（一般为12～16 周）心理治疗方式，主要用于治疗单相、非精神病性门诊患者，其目的在于改善抑郁症患者在抑郁状态下的人际交往功能(interpersonal functions)。治疗中主要是解决与抑郁发作有关的 4 类人际问题，即不正常的悲伤反应、人际角色的困扰、角色改变和人际关系缺乏。

（八）森田疗法

森田疗法(morita therapy)是日本慈惠医科大学森田正马教授(1874—1938 年)于 1920 年创立的，是一种顺其自然、为所当为的治疗神经症的心理治疗方法。

1．森田疗法的理论基础

(1)“顺其自然”的治疗原理　是按事物本来的规律行事即任症状存在，而不去抗拒排斥，带着症状积极生活。

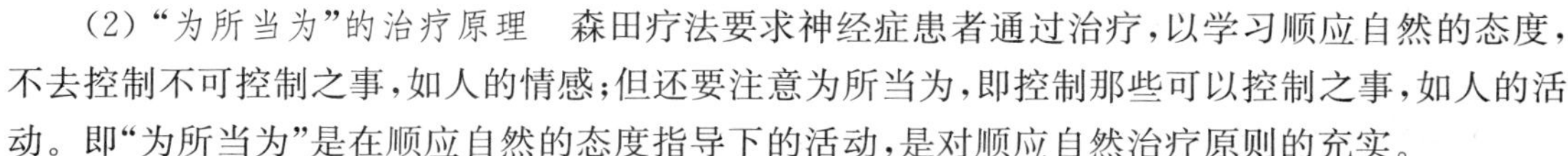

(2)“为所当为”的治疗原理　森田疗法要求神经症患者通过治疗，以学习顺应自然的态度，不去控制不可控制之事，如人的情感；但还要注意为所当为，即控制那些可以控制之事，如人的活动。即“为所当为”是在顺应自然的态度指导下的活动，是对顺应自然治疗原则的充实。

2. 森田疗法基本技术

(1) 住院治疗　是森田疗法的基本治疗。对住院患者：①简单说明疾病的状况性质和预后。②概要说明治疗经过。③按说明的那样去做。④住院期间断绝外界联系。森田把住院时间定为40天左右。

(2) 治疗过程

1) 绝对卧床期：一般为4～7 d。患者独居一室，除了吃饭、如厕外，在安静的环境中绝对卧床，禁止会客、谈话、吸烟、读书、写字等等。在此期间，患者自然会出现各种想法，尤其是对疾病的各种烦恼和苦闷。

2) 轻工作期：3～7 d。仍然禁止读书、交际，每天卧床时间保持7～8 h，白天可以到户外活动，可采取患者自我选择及施治者指导相结合的方法，从事一些轻度的劳动。如在室外可做些诸如扫院子、擦玻璃等简单、单调的劳动，在室内可进行书法、绘画、糊纸袋等活动。一般从第3天开始，可逐渐放宽对患者工作量的限制，并要求患者开始写日记，不许写有关于病的问题，只写一天干了些什么、有什么体会，施治者每天检查日记并加评语，引导患者减少对自身心理疾病的注意，关心外界活动。

3) 重工作期：3～7 d。参加较重的体力劳动，如除草、帮厨、清理环境卫生、做农活、做木工活、参加工艺劳动等。在这一阶段，患者可以读书，主要是森田写的关于神经症学说的书，还可阅读历史、传记、科普读物等，每晚要求患者写日记。患者在医院里和其他患者一起劳动，互相不谈自己的病。此阶段的目的在于通过努力工作，使患者体验完成工作后的喜悦，培养忍耐力。在这之中学会对症状置之不理，进一步将精神活动能量转向外部世界。

4) 生活训练期：又称回归社会准备期。1～2周。此期为患者出院做准备，要指导患者回归原社会环境，恢复原社会角色。此期根据患者的具体情况，白天允许他回到原来单位，或在医院参与某些管理工作等较复杂的社会活动。无论参加何种活动，都要求每晚仍回病房，并坚持写治疗日记。其目的是使患者在工作、人际交往及社会实践中进一步体验顺应自然的原则，为回归社会做好准备。

(2) 门诊治疗　森田疗法的治疗原则：任其自然地接受情绪，把应该做的事作为真正的目的；行动的准则，即所谓的顺其自然就是不管症状怎样，都要像健康人那样去行动是最重要的。

用上述原则进行门诊治疗或生活指导，都得到充分的效果，还有仅通过阅读森田疗法的科普书籍而治愈的患者。

门诊治疗也让患者写日记，医生用评语进行指导。日记上不要诉说主观的苦恼，而仅仅具体地叙述每天的生活。

3. 适应证

森田疗法主要适用于治疗神经症、植物神经功能失调等身心疾病。

三、心理护理

心理护理是指护理程序中，由护士通过各种方式和途径（包括应用心理学理论和技术），积极影响患者的心理活动，从而达到护理目标的心理治疗方法。

心理护理的基本技巧有以下几个方面。

1. 倾听

善于倾听及时做出适当的认同姿态是心理护理中的重要技巧之一。可以使患者感到被接受，被尊重，也有利于患者情感的宣泄。在治疗过程的许多场合，护士都要认真倾听患者的诉说，不予以批判、争辩或无意义的保证，才能了解患者的问题，也才能使护理性的关系保持下去。

2. 帮助释放情感

当欲望、压力、情绪未能发泄时，会引起紧张、焦虑。治疗者需以同情心、关怀和接纳的态度鼓励患者尽量表达出来。

3. 提供信息

患者对自己的疾病缺乏正确认知，以致产生无谓的烦恼。护士需以权威的角色，给予专业性的说明与指导，以减轻疑虑与不安，正确把握现实，增加其对治疗的信心。

4. 安慰、鼓励、保证

任何人在面临困难时，往往会失去适应力，表现退缩，需要外力帮助、支持、鼓励来强化自我，增加自信，改变对挫折的看法，对生活重新树立信心。

5. 暗示

暗示能使患者不经过逻辑判断，直觉地接受医护人员灌输给他的观念而取得治疗效果。医生护士的权威性，他的知识和治疗能力是进行暗示的重要条件。患者的人格特点及情绪状态对接受暗示的程度有重要影响。如果患者与医护人员的关系良好，信任医生护士，暗示的效果就好；反之就会拒绝暗示。暗示的方式多种多样，语言、文字、表情、手势甚至任何事物都可用来作为暗示手段，临床上常用的语言暗示、催眠暗示、药物暗示、情境暗示等。

第二节　药物治疗与护理

一、概述

（一）发展简史

早在19世纪80年代吩噻嗪类就已经合成，但直到20世纪40年代观察到氯丙嗪能降低动物的体温，由此开始用作麻醉前的镇静剂，且能有效地改善患者的焦虑与不安。这一偶然发现促使其用于治疗精神科患者，并获得了很大的收效。

随着对大脑功能、精神障碍和治疗机制之间科学关系的不断了解，一些新型的精神药物也在不断地研制。

（二）分类

（1）抗精神病药　主要用于治疗精神分裂症及其他精神病。

（2）抗抑郁药　主要用于治疗各种抑郁状态。

（3）心境稳定剂　主要用于治疗心境障碍。

（4）抗焦虑药　主要用于治疗焦虑状态、睡眠障碍。

二、抗精神病药

抗精神病药物主要用于治疗精神分裂症及其他精神病性精神障碍。这类药物，在通常治疗剂量时，并不影响意识和智能，能有效地控制精神患者的精神运动性兴奋、幻觉、妄想、敌对情绪、思维障碍和异常的行为等精神症状，除此之外，还可以改善活动力低下和社会退缩等精神分裂症的阴性症状。

1. 分类

精神卫生专业人员将抗精神病药物分为两大类：①第一代抗精神病药，又称为传统的、典型的抗精神病药物，如吩噻嗪类、硫杂蒽类和丁酰苯类；②第二代抗精神病药，又称为非经典抗精神病药物，如氯氮平、利培酮、奥氮平、喹硫平。这类药物作用广泛，不良反应小，因此患者的依从性高。

2. 作用机制

抗精神病药能够阻断脑内多巴胺受体而具有抗精神病作用。传统抗精神病药（尤其是吩噻嗪类）主要是对多巴胺能 D_2 受体、5-羟色胺（5-HT）受体、肾上腺素能 α_1 受体、胆碱能 M_1 受体和组胺能 H_1 受体具有阻断作用，新一代抗精神病药主要是对 $5-HT_2$ 和 D_2 受体起阻断作用。

3. 临床应用

治疗作用主要包括：①抗精神病作用，即消除幻觉、妄想等症状（改善阳性症状），激活或振奋作用（改善阴性症状）；②非特异性镇静作用（控制激越、兴奋、躁动或攻击行为）；③巩固疗效、预防复发作用。

（1）适应证　主要用于治疗精神分裂症和预防精神分裂症的复发，控制躁狂发作，还可用于其他具有精神病性症状的各类精神障碍。

（2）禁忌证　严重的心血管疾病、肝脏疾病、肾脏疾病、严重的全身感染应禁用。重症肌无力、青光眼、既往同种药物有过敏史也应禁用。白细胞降低、老年人、孕妇和哺乳期妇女应慎用。

（3）应用原则　对于服药合作的患者，给药方法以口服为主。多数情况下，通常采用逐渐加量法，即从小剂量开始，经过1～2周逐渐加至有效治疗剂量。在症状得到控制，并彻底缓解后，继续保持原来的有效剂量，巩固治疗3～6个月以上，然后缓慢减量进入维持治疗。

长期服药维持治疗可以显著减少精神分裂症的复发，通常维持剂量可以减至治疗剂量的1/2左右。对于首发病例、缓慢起病的精神分裂症患者，维持治疗的时间至少需要2～5年。急性发作、缓解迅速彻底的患者，维持治疗时间可缩短。而对于反复发作或缓解不全的精神分裂症患者需要终生服药。

4. 药物副作用及不良反应

长期使用或剂量较大时，易产生不良反应。药物引起的不良反应除去药物因素外，还可能与某些非药物因素有关，如患者的年龄、性别、遗传因素、过敏体质等。

（1）锥体外系反应（extrapyramidal side effects，EPS 或 EPSE）　是传统抗精神病药物治疗最常见的神经系统副作用。

1）急性肌张力障碍（acute dystonia）：出现最早的一种 EPS，常在首次服药数小时或数天内发生。表现为个别肌群突发的持续痉挛，以面、颈、唇及舌肌多见，躯干和四肢也可累及。其中最典型的肌张力障碍是动眼危象，表现为眼外肌痉挛，眼球固定，向上凝视。面部肌痉挛可呈现挤眉弄眼，似做鬼脸；颈肌受累可出现痉挛性斜颈；波及躯干肌及四肢肌引起扭转性痉挛。患者常伴有焦虑、烦躁、恐惧等情绪，亦可伴有瞳孔散大、出汗等自主神经症状。

处理一般采用肌注东莨菪碱 0.3～0.6 mg 或异丙嗪 25～50 mg，多数可立刻缓解症状，之后可口服抗胆碱能药物盐酸苯海索（安坦）与抗精神病药合并使用，剂量范围是 2～12 mg，每日 1～3 次，如果症状较轻也可直接选用口服盐酸苯海索。由于抗胆碱能药物本身也有副作用，不提倡常规或长期使用。

2）类帕金森症（Parkinsonism）：是最为常见的 EPS，多发生于治疗最初的 1～2 个月。主要表现为静止性震颤，以肢体远端常见，呈“搓丸样”动作；其次肌张力增高，出现肌肉僵直，呈现“面具样脸”，走路成“慌张步态”，严重者可出现吞咽困难、构音困难、全身性肌强直类似木僵；另外还表现为运动不能，主动语言少，自发活动少，姿势少变；并有自主神经症状，如流涎、多汗等。

处理：服用抗胆碱能药物盐酸苯海索（安坦），剂量范围 2～12 mg/d，抗精神病药物的使用应缓慢加药或使用最低有效剂量。

没有证据表明常规应用抗胆碱能药物会防止 EPS 症状发展，反而易发生抗胆碱能副作用。如果给予抗胆碱能药物，应该在 2～3 个月后逐渐停用。

3）静坐不能（akathisia）：多在治疗后 1～2 周较常见，表现为自主性坐立不安、踱步或不停活动，易误诊为精神病性激越或精神病加剧，故而错误地增加抗精神病药剂量，而使症状进一步恶化。

处理：苯二氮䓬类药和 β 受体阻滞剂如普萘洛尔（心得安）等有效，而抗胆碱能药通常无效。有时需减少抗精神病药剂量，或选用锥体外系反应低的药物。

4）迟发性运动障碍（tardive dyskinesia，TD）：是较严重的不良反应，在停用抗精神病药后可长期存在。迟发性运动障碍是以不随意运动为特征的神经紊乱，最早体征常是舌或口唇周围的轻微震颤或蠕动。当迟发性运动障碍影响到躯干、四肢时，患者表现为缓慢而不规则的运动，严重的迟发性运动障碍可影响患者行走、吃饭甚至呼吸。其严重程度波动不定，睡眠时消失，情绪激动时加重。

处理：迟发性运动障碍尚无有效方法，早期发现、及时处理是治疗原则，有可能逆转 TD。抗胆碱能药物会促进和加重 TD，应避免使用。

（2）其他神经系统不良反应

1）恶性综合征（malignant syndrome）：是使用抗精神病药物的另一严重并发症，临床特征为意识波动，肌强直、高热和明显的自主神经功能不稳定。药物加量过快、用量过高、脱水、营养不足、合并躯体疾病以及气候炎热等因素，可能与恶性综合征的发生、发展有关。

处理：目前对恶性综合征尚无有效治疗方法。治疗方法包括立即停用导致恶性综合征的抗精神病药，给予支持性治疗。可以使用肌肉松弛剂丹曲林和促进中枢多巴胺功能的溴隐亭治疗。

2）癫痫发作：抗精神病药物能降低抽搐阈值而诱发癫痫，多见于氯氮平、氯丙嗪和硫达利嗪治疗时。

（3）自主神经的副作用　抗胆碱能药物的副作用表现为便秘、口干、视物模糊、体位性低血压，排尿困难或尿潴留，体重增加和过度镇静。肾上腺素能阻滞作用表现为：直立性低血压、反射性心动过速以及射精延迟或抑制。

（4）体重和代谢内分泌的副作用　体重增加多见，与食欲增加和活动减少有关。催乳素分泌增加多见，雌激素和睾酮水平的变化也有报道，妇女中常见泌乳、闭经和性快感受损。

（5）精神方面的副作用　许多抗精神病药物产生过度镇静，这种镇静作用通常很快因耐受而消失。

(6) 其他副反应 1%～2%使用氯氮平的患者出现骨髓抑制，并进一步可发展为粒细胞缺乏症。应用氯氮平的患者，需要每周监测白细胞计数，如果白细胞低于 2.0×10^9/L 应永久性停药。抗精神病药对肝脏的影响主要为谷丙转氨酶升高，多为一过性、可自行恢复，一般无自觉症状，轻者不必停药，合并护肝治疗；重者或出现黄疸者应立即停药，加强护肝治疗。其他罕见的变态反应包括药疹、伴哮喘、水肿、关节炎和淋巴结病。

(7) 过量中毒 精神分裂症患者常常企图服过量抗精神病药自杀。意外过量见于儿童。过量的最早征象是激越或意识混浊。可见肌张力障碍、抽搐和癫痫发作。常有严重低血压以及心律失常、低体温。毒扁豆碱可用作解毒药。治疗基本上都是对症性的。大量输液，注意维持正常体温，应用抗癫痫药物控制癫痫。由于多数抗精神病药物蛋白结合率较高，血液透析作用有限。抗胆碱能作用使胃排空延迟，所以过量数小时后都应洗胃。由于低血压使 α 和 β 肾上腺素受体同时阻断，只能用作用于 α 受体的升压药如间羟胺和去甲肾上腺素等升压，禁用肾上腺素。

三、抗抑郁药

抗抑郁药是治疗各种抑郁状态的药物，但是不会提高正常人情绪。

(一) 分类

目前将抗抑郁药可分为 4 类：①三环类抗抑郁剂(TCAs)，如丙咪嗪、阿米替林，在此基础上开发出来的杂环或四环类抗抑郁药，如麦普替林。②选择性 5-羟色胺再摄取抑制剂(SSRIs)，如氟西汀。③单胺氧化酶抑制剂(MAOIs)如苯乙肼。④其他递质机制的抗抑郁药。前两类为传统的抗抑郁药，后两类为新型抗抑郁药。

(二) 作用机制

抗抑郁药对递质具有再摄取的抑制作用，长期用药后可以降低受体的敏感性，增加末梢释放 5-HT，从而起到抗抑郁的作用。TCAs 可以阻断 NE 能和 5-HT 能神经末梢对 NE 和 5-HT 的再摄取，增加突触间单胺类递质的浓度，从而改善抑郁症状。

(三) 临床应用

1. 适应证

抗抑郁药适用于治疗各类以抑郁症状为主的精神障碍。还可用于治疗焦虑症、惊恐发作和恐惧症。小剂量丙米嗪可用于治疗儿童遗尿症，氯米帕明则可用于治疗强迫症。

2. 禁忌证

严重的心肝肾疾患、粒细胞减少、青光眼、前列腺肥大、妊娠前 3 个月禁用。癫痫患者应慎用。精神分裂症患者伴有抑郁症状时，用药应谨慎，TCAs 有可能使精神病性症状加重或明显化。

3. 应用原则

应从小剂量开始，根据临床疗效和不良反应的情况，用 1～2 周的时间逐渐增加到最大有效剂量。由于抗抑郁药在体内的半衰期较长，因此一般可以每日 1 次睡前服或以睡前剂量为主的方式给药。经过治疗，抑郁症状缓解后，应以有效剂量继续巩固治疗 6 个月。随后进入维持治疗阶段，维持剂量一般低于有效治疗剂量，可视病情及不良反应的情况逐渐减少剂量。一般维持治疗6个月或更长时间，直至最终缓慢减药、停药。反复发作，病情不稳定者应长期维持用药。

4. 常见不良反应及处理

(1) 中枢神经系统作用　多数TCAs有过度镇静、导致药源性意识模糊或谵妄、诱发癫痫等作用，可以减少剂量或换用抗抑郁药物。

(2) 心血管副作用　是严重的不良反应。常见体位性低血压、心动过速、头晕等，可有P-R间期和QRS时间延长，Ⅱ度和Ⅲ度传导阻滞。临床处理包括对症治疗、减量或换用其他药物治疗，心律失常时禁用普鲁卡因胺和奎尼丁等能延长心内传导阻滞的药物，可用利多卡因、普萘洛尔等。建议定期查心电图，老年人和心脏病患者要慎用。

(3) 对自主神经系统的影响　常见有口干、便秘、瞳孔扩大、头晕、排尿困难等反应。这些反应多是由于抗抑郁药物的抗胆碱能作用所致，临床上多采用对症处理的方法缓解其不良反应。

(4) 对代谢和内分泌系统的影响　患者可出现轻微的乳腺胀满、溢乳，多数患者可出现程度不同的体重增加。抑郁症本身和抗抑郁药均可引起性功能障碍，如阳痿、射精障碍、男性和女性性兴趣和性快感降低。减少药量症状会有所改善。

(5) 过敏反应　轻度皮疹，经过对症治疗可以继续用药；对于较严重的皮疹，应当停用原来药物，对症治疗。应避免使用已发生过敏的药物。粒细胞缺乏也被认为与变态反应有关，一旦出现应立即停药且以后禁用。

(6) 过量中毒　超量服用或误服可发生严重的毒性反应，死亡率高。临床表现为昏迷、癫痫发作、心律失常三联征，还可有高热、低血压、肠麻痹、瞳孔扩大、呼吸抑制、心脏骤停。临床处理包括洗胃、对症治疗等。由于三环类药物的抗胆碱能作用使胃内容物排空延迟，即使过量服入后数小时，仍应采取洗胃措施。可试用毒扁豆碱缓解抗胆碱能作用。

四、心境稳定剂

心境稳定剂(mood stabilizers)曾称为抗躁狂药物(antimanic drugs)是治疗躁狂发作及预防双相情感障碍的一类药物。常用的抗躁狂药物有锂盐、卡马西平、丙戊酸及二丙戊酸盐等。此外，抗精神病药(如氯丙嗪、氟哌啶醇)及苯二氮䓬类药物(如氯硝西泮、劳拉西泮等)，对躁狂发作也有一定的疗效。

(一) 碳酸锂

1. 作用机制

锂盐的作用机制目前尚未阐明。锂盐是躁狂症的首选治疗药物，口服容易吸收，在体内不进行代谢，经肾脏从尿中排出。锂在肾脏与钠离子竞争重吸收，因而缺钠或患肾脏疾病容易导致体内锂的蓄积中毒。

2. 临床应用

(1) 适应证　碳酸锂的主要适应证是躁狂症，同时对双向情感障碍的躁狂或抑郁发作还有预防作用。分裂情感性精神病也可用锂盐治疗。对精神分裂症伴有情绪障碍和兴奋躁动者，可以作为对抗精神病药的增效药物。

(2) 禁忌证　锂盐对心脏、肾脏具有一定的不良反应，因此患有急性肾炎、慢性肾炎、肾功能不全、严重心血管疾病、重症肌无力、妊娠前3个月以及缺钠或低盐饮食者禁用。

(3) 应用原则　口服是唯一的给药途径，临床上为了减少胃肠道反应，一般通常安排在饭后服

用，小剂量开始，一般根据患者反应及血锂浓度的高低，逐渐增加剂量。锂盐治疗多在7～10天起效，由于锂盐的中毒剂量与治疗剂量十分接近，故在使用中要密切监测血锂浓度，以此调整药量。血锂浓度的正常范围为0.8～1.0 mmol/L，超过1.4 mmol/L易产生中毒反应。肾锂清除率下降、肾病影响、钠摄入减少、患者自服过量、年老体弱、血锂浓度控制不当等，均易导致锂盐中毒。

(4) 不良反应及处理　锂盐常见的副作用包括口渴、多尿，以及手抖，特别在精细运动时最明显，如写字、钉纽扣、缝纫。有30%的人体重增加，少部分人还可能发生慢性腹泻。此外，服用锂盐还可能发生甲状腺肿或明显的甲状腺功能减退，甲状腺异常较其他副作用少见。服用锂盐者应定期测定甲状腺的功能(常用TSH)。

中毒反应：①轻度中毒：淡漠、呆滞、嗜睡、口齿不清、手抖、肌肉震颤、运动失调、耳鸣、眩晕、恶心、呕吐加重、腹泻、多尿等。②重度中毒：体温增高、心律失常、血压下降、肌张力增高、步态不稳、吞咽困难、言语不清、全身抽搐、意识不清、大小便失禁、心肾衰竭，直至昏迷死亡。

一旦出现中毒反应，需立即停药，并给予生理盐水补液，碱化尿液、纠正酸碱平衡、血液透析，以及应用激素、能量合剂维持生命功能。

(二) 抗惊厥药物

卡马西平和丙戊酸盐是锂盐的重要辅助药物。卡马西平对难治性躁狂和快速循环型患者疗效较好，但常会伴发较严重的不良反应，故临床使用较为慎重。丙戊酸钠相对较为安全，且患者对其耐受性较好。

(三) 其他药物

各种抗精神病药物也可用于躁狂症。常选用镇静作用较强的药物，如氯丙嗪、氟哌啶醇、氯氮平等。多选用快速注射的方法，可使患者能很快镇静。

五、抗焦虑药

(一) 分类

临床应用的抗焦虑药有多种类型，苯二氮䓬类有长效地西泮、中效艾司唑仑、短效咪达唑仑，非苯二氮䓬类有丁螺环酮等。

(二) 苯二氮䓬类

苯二氮䓬类(BZ)药物为抗焦虑的首选药物。

1. 作用机制

苯二氮䓬类药物是作用于γ-氨基丁酸(GABA)受体，通过增强GABA的活性，进一步开放氯离子通道，使氯离子大量进入细胞内，引起神经细胞超极化，从而起到中枢抑制作用。具体表现为抗焦虑作用、镇静催眠作用、抗惊厥作用、骨骼肌松弛作用。苯二氮䓬类药物引起睡眠，减少觉醒次数，服用苯二氮䓬类者主诉睡眠质量提高。苯二氮䓬类药物不良反应轻，较安全，因而被广泛使用。

2. 临床应用

(1) 适应证　常用于治疗各种类型神经症、失眠及躯体疾病伴随出现的焦虑、紧张、失眠、自主神经紊乱等症状，也可用于各类伴有焦虑、紧张、恐惧、失眠的精神障碍及激越性抑郁、轻性抑郁的辅助治疗，还可用于癫痫治疗和酒戒断症状的替代治疗。

(2) 禁忌证　严重心血管疾病、肾病、药物过敏、药物依赖、青光眼、重症肌无力、酒精及中枢抑制剂使用时都应禁用。

(3) 应用原则　一般不提倡两种以上的药物同时使用。用药不宜超过 6 周，对确实需要长期服用者，连续用药不应超过 3～6 个月。急性期患者开始剂量可稍大，药物剂量依病情不同而定，剂量由小到大依次为镇静催眠用药、抗焦虑用药、酒戒断替代治疗。

3. 不良反应及处理

常见有困倦、乏力、头晕、嗜睡、口干、视物模糊、过度镇静，严重者可引起共济失调、吐词不清、暂时性遗忘，甚至出现谵妄、意识障碍，长期用药可产生耐受和依赖性，依赖性包括躯体依赖和精神依赖。躯体依赖症状多发生在持续用药 6 个月以上者，突然停药会产生戒断症状，如失眠、焦虑、激越加重，肌肉震颤、多汗、头痛、恶心，甚至诱发癫痫。因此，抗焦虑药在使用过程中要尽量避免长期使用，停减药物时，应逐渐缓慢进行。

六、精神药物治疗的护理

（一）护理评估

在患者用精神病药物前进行正确评估，获得患者的基本资料，可作为评判患者用药前后症状改善与否的参考依据及今后能否坚持用药的参考，也有助于及时识别药物不良反应。

1. 健康史

健康史包括致病原因、患病时间、发病次数、发病经过、治疗史、用药史、家族史。尤其评估有无使用药物后不良反应及服药时间、用药剂量。

2. 身体状况

评估意识状态、生命体征、营养状况、排泄状况、生活自理情况等。

3. 心理-社会状况

评估有无对自我精神症状的自知力及损害程度，有无自杀的意念与企图，应对压力的方式、社会支持系统等。

（二）护理诊断

(1) 有中毒的危险　与服用过量药物、血锂浓度偏高有关。

(2) 有感染的危险　与药物不良反应使粒细胞减少，机体抵抗力下降、药物对血管的不良刺激有关。

(3) 营养失调：低于机体需要量　与患者拒绝进食、药物不良反应、精神症状有关。

(4) 排便形态改变　便秘与活动少、药物抑制肠蠕动和药物的镇静作用有关。

(5) 知识缺乏　缺乏对疾病、药物的认识和预防保健相关知识。

(6) 遵医行为障碍/不合作　与缺乏自制力、拒绝服药或不能耐受不良反应等因素有关。

（三）护理措施

1. 建立良好的护患关系

由于严重的精神障碍患者缺乏自知力，不认为自己有病，故不愿接受治疗，甚至对医护人员

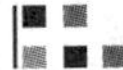

抱有敌意。因此，建立良好的护患关系更为困难。护理人员应加强心理护理，耐心向患者解释药物的作用及可能出现的不良反应，取得患者的信任。

2. 坚持给药制度

(1) 坚持"三查八对"　"三查"指发药前、发药中、发药后检查，"八对"包括床号、姓名、药物名称、药物浓度、药物剂量、给药方法、给药时间和面容。

(2) 发药前　同时使用多种药物时，应了解用药原因，注意配伍禁忌。

(3) 发药中　要做到：①发药到床并看着患者服下，必要时检查患者口腔，确保患者服下，方可离开。②对劝说无效者不可强行灌药，可采取肌内注射、静脉用药或鼻饲等途径给药。③对于主动拒绝给药、被动拒绝给药和过度用药的患者，护理人员要以和缓的方式表达真诚的关怀，帮助患者认识到接受治疗的必要性，增强患者用药的依从性，以平静的方式对待患者，除给药时间外，增加与患者接触时间，对过度用药的患者给予用药限制。

(4) 发药后　仔细观察用药后的不良反应，以供医生用药与调整剂量时参考。用药后除需持续评估患者的精神症状，也不可忽略躯体症状，如生命体征、血液生化等检查。

3. 加强药物治疗中的基础护理

保持室内空气新鲜，每日开窗通风并定期用紫外线照射消毒。增加营养摄入，对完全拒食者，应采用鼻饲的方法保证患者的营养摄入。因抗精神病药物可引起咽喉肌群共济失调而出现吞咽困难，因此，进食时不宜催促患者，宜进软食，必要时可用鼻饲或静脉补充营养。便秘也是精神药物治疗中常见的不良反应，因此在护理过程中，应合理安排膳食，鼓励并让适当运动，指导患者进行腹部环形按摩等。

4. 加强健康教育

加强对家属的卫生宣教，使其知晓疾病及治疗的有关知识，主动协助配合治疗全过程，以此增强社会支持系统对患者治疗过程的参与。指导家属定期带患者门诊随访，不可自行停减药物，发现病情有波动，应及时来院就诊。

第三节　电抽搐治疗与护理

一、概述

电抽搐治疗(electroconvulsive therapy, ECT)，又称电休克治疗(electrical shock therapy)，是用短暂适量的电流刺激大脑，引起患者意识丧失，皮层广泛性脑电发放和全身性抽搐，以达到控制精神症状的一种治疗方法。

目前对传统电抽搐治疗进行改良，即在电抽搐治疗前加用静脉麻醉药和肌肉松弛剂琥珀胆碱，使施加电流后肌肉不再抽搐，因而不会产生骨折，患者也无恐惧感，称改良电抽搐治疗(modified electroconvulsive therapy, MECT)。MECT适应证广、安全性高、并发症少，因此易被患者和家属接受。

二、适应证

1) 严重抑郁、有强烈自伤、自杀行为或明显自责自罪者。

2) 极度兴奋躁动、冲动、伤人者。

3）拒食、违拗和紧张性木僵者。

4）精神药物治疗无效或对药物治疗不能耐受者。

三、禁忌证

改良电抽搐治疗无绝对禁忌证。尽管如此，有的疾病可增加治疗的危险性（即相对禁忌证）必须高度注意。

1）脑器质性疾病：颅内占位性病变、脑血管疾病、中枢神经系统炎症和外伤。其中脑肿瘤或脑动脉瘤尤应注意，因为当抽搐发作时，颅内压会突然增加，易引起脑出血、脑组织损伤或脑疝。

2）心血管疾病：冠心病、心肌梗死、高血压、心律失常、主动脉瘤及心功能不全者。

3）骨关节病，尤其新近发生者。

4）出血或不稳定的动脉瘤畸形。

5）有视网膜脱落潜在危险的疾病，如青光眼。

6）急性的全身感染、发热。

7）严重的呼吸系统疾病，严重的肝、肾疾病。

8）利血平治疗者。

9）60岁以上的老年人、12岁以下的儿童及孕妇。

四、护理

（一）治疗前准备

1. 环境的准备

1）治疗室环境安静、整洁，温度湿度适宜。

2）治疗室、等候室、恢复室应尽量分开，以免患者紧张恐惧，如不能分开，要用屏风遮挡。

2. 用物的准备

电疗机、牙垫、沙枕、毛巾、手套、中单、导电膏、电极、压舌板、开口器、简易呼吸器、氧气设备、血压计。

3. 药物的准备

必要的急救药物如洛贝林、尼可刹米、肾上腺素、毛花苷丙、25%葡萄糖水或50%葡萄糖水等。

改良电抽搐治疗应准备25%葡萄糖水或0.9%生理盐水、硫酸阿托品、异丙酚、氯化琥珀胆碱、皮肤消毒液等。

4. 患者的准备

1）治疗前1 d，协助患者清洗头发，以免油垢影响通电效果。

2）每次治疗前常规测T、P、R、Bp，记录在电抽搐治疗单上，如有异常时应及时报告医师，由医师决定治疗是否继续进行。

3）治疗前6～8 h禁食、禁水，避免治疗时患者发生呕吐，导致吸入性肺炎。

4）治疗前督促患者排空大小便。

5）取下义齿、发卡，解开领口、裤带。做改良电抽搐治疗前的患者治疗前应去除指甲油（以免影响血氧饱和度测查）等。

(二) 治疗过程中的护理

1. 传统电抽搐治疗过程中的护理

1) 协助患者仰卧治疗台上，四肢自然伸直，在两肩胛间相当于胸椎中段处垫一沙枕，使脊柱前突。

2) 为防咬伤，应用缠有纱布的压舌板放置在患者一侧上下臼齿间或用专用牙垫放置两侧上下臼齿间。

3) 四名护士分别站在患者两侧扶住两侧的肩、髋、膝关节等处，患者痉挛发作时随着抽动自然按扶，不强行按压，防止骨折或脱臼。

4) 抽搐发作后，应立即使患者头偏向一侧，使口腔分泌物自然流出，注意观察患者的呼吸情况，酌情给予举臂压胸式人工呼吸、给氧，必要时遵医嘱给予呼吸兴奋剂等。

5) 待患者自主呼吸平稳，睫毛反射恢复后，将患者推至恢复室休息。

2. 无抽搐电抽搐治疗过程中的护理

1) 患者仰卧于治疗床上，让患者身体放松。连接心电监护仪及血氧饱和度监测仪。

2) 用 25%葡萄糖水 20 ml 或 0.9%生理盐水 20 ml 开通静脉通道，确保静注通畅后，遵医嘱依次推注下列 3 种药物：硫酸阿托品 0.5 mg(心率超过 100 次/分时不用)，以减少呼吸道分泌物，并兴奋心脏传导系统，防止患者发生心率失常；异丙酚 1.5～2.5 mg/kg 做诱导麻醉。氯化琥珀胆碱 0.8～1.0 mg/kg 使肌肉松弛。

3) 使用麻醉剂和肌肉松弛剂后，根据患者情况，选择治疗参数，如适合的电能量，待患者睫毛发射迟钝或消失，呼之不应，推之不动，自主呼吸停止时，放好牙垫，开始通电治疗。

4) 患者可表现为面部及四肢肢端出现细微的抽动。此时注意观察血氧饱和度变化，随时使用面罩加压给氧，使血氧饱和度维持在 95%以上。

5) 治疗结束后，取出牙垫，使患者头后仰，保持呼吸道通畅，直到自主呼吸恢复、呼吸频率均匀，睫毛反射恢复，血氧饱和度平稳。

6) 取出静脉穿刺针，将患者推至恢复室休息。

(三) 治疗后的护理

1) 密切观察患者的生命体征及意识恢复情况，如出现意识模糊、烦躁不安等症状时，应由专人护理，必要时给予保护，并通知医生。

2) 将患者安置在有床栏的床上，防止坠床和摔伤，保证安全。

3) 保持环境安静，注意给患者保暖，防止受凉。

4) 待患者意识恢复，能正确回答问题并认识周围环境后，才能起床活动，协助其进食进水。

5) 注意观察治疗后的反应，如有头痛、呕吐、大汗、面色苍白等不适时，应立即通知医生并给予及时处理。

6) 每次治疗后应复查患者的口腔及关节的情况，有无咬伤及骨折，以便及时处理。

五、不良反应

1. 副反应

ECT 主要的副反应是对认知的影响，治疗后可有短暂的意识模糊状态，并伴有较长时间的顺行性及逆行性遗忘。一般而言，治疗停止后几周内记忆损害即可消失，但某些近期自传式记忆除外（至少见于双侧电极ECT）。患者更广泛及持续的认知损害的报告极为罕见，其发生的基础尚不肯定。有人认为将电极置于脑的非优势侧，例如右利手者的右侧，可以减少记忆减退；但未为众所公认。

2. 并发症

（1）常见症状　头疼、恶心及呕吐，不必特殊处理，重则对症处理。记忆减退多在停止治疗后数周内恢复。

（2）骨折和脱位　电抽搐治疗由于肌肉突然剧烈收缩可引起骨折与脱位。脱位以下颌关节为多，应立即复位；骨折以第4～8胸椎压缩骨折最为多见，应立即进行X光片检查，并做相应处理如请骨科会诊。

第四节　家庭治疗与护理

一、概述

家庭治疗（family therapy）是以“家庭”为治疗对象的一种心理治疗方法，它以整个家庭为对象来规划和进行治疗，把焦点放在家庭成员之间的关系上，而不是过分关注个体的内在心理构造和心理状态。家庭治疗涉及的内容包括教育、婚姻、家庭咨询等。

根据“系统论”的观点来分析，家庭是由互相关联的个体及其子系统以复杂方式（如反馈调节）组成的自愿的和持续发展的网络，因此个体的异常心理及其情感和行为，不仅发生于个体内部，而且受到系统内人际互动关系的影响，即在家庭系统内，任何成员所表现的行为，都会受家庭系统内其他成员的影响；个人的行为影响系统，而系统也影响其成员。这种系统相关的连锁反应，可导致许多所谓病态的家庭现象。基于此，家庭治疗是把重点从患者的个体扩展到家庭的整体，即把家庭看成一个私人性的特殊“群体”，需从组织结构、沟通、扮演角色、联盟与关系等角度出发来了解此小群体，并分析此家庭系统内所发生的各种现象。为了促进家庭系统的建设性变化，系统治疗利用一切可以产生信息、传递信息的有效手段，包括灵活运用各种心理治疗流派的方法，把治疗师看成既是参与者，又是保持中立的观察者和良好关系推动者，以利最大限度地促进和调整整个家庭系统的平衡。家庭治疗广泛用于神经症、心身疾病、少年儿童心理——行为障碍的治疗，精神病（如精神分裂症、躁郁症）和药物依赖的康复治疗，以及普通人群中的婚姻辅导、教育辅导、组织管理等方面。

二、目标与方法

1. 目标

家庭治疗是以行为矫正治疗为开端，使家庭成员能相互友好相处，协助一个家庭消除异常或病态的情况，以便执行健康的家庭功能。

2. 方法

1）治疗前，要评估患者及其家庭之间的各种病理关系，即个人的症状与其家庭之间的相互关系。

2）治疗初期，治疗者要与家人密切结合，建立良好关系，使自己能被家人接受，并共同查清

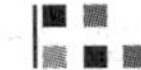

问题及其积极、主动、有效的处理方法。应注重家人的多方参与和表达各自不同的看法，促进家人间的沟通，引导家人满足相互不同的心理需要，以维持家庭内的平衡。

3）治疗中，要注重家庭目前需要改善的迫切问题，促进家人主动着手改正存在的问题。治疗者既要了解家庭内问题发生的过程，但又不能过于追究往事，以免增加家人之间的矛盾。这一阶段的关键在于缓解使家庭内行为关系发生改变的阻力，调整家庭系统的失衡状态。

4）治疗结束阶段，应使家人能自行审查、改进家庭行为和习惯，并维持已经纠正的行为。在家庭治疗中要善于运用家庭原有的正性情感，用好家庭中的各种心理资源，以解决家庭成员的各种问题。

三、家庭干预

家庭干预注重疾病对家庭系统的影响，家庭成员在整个干预过程中起着主要的支持性作用。干预措施同药物治疗及其他康复手段一样，只是整个干预的一个组成部分。家庭干预也是一种家庭治疗。现代家庭干预的实施主要内容：疾病及治疗知识教育；训练、改善患者的社交技能；训练、改善患者和家庭成员的应对能力及化解问题的能力。其中对家庭成员的心理教育是干预措施的核心部分。我国自 1990 年开始在各地陆续开展此项研究工作，张明园等人经过 2 年的随访研究，表明家庭心理教育的作用具有长期的有效性，主要在于减少复发、提高药物维持治疗的依从性、改善患者的社会功能、提高家庭照料者的负荷能力以及减轻家庭的照料负担。

四、家庭护理

家庭护理是以家庭为单位所施行的护理过程，其宗旨是借助家庭内沟通与互动方式的改变，以协助患者对其生存空间有更好的调适。

康复期精神患者的家庭护理分两部分。第一部分是用药物促进患者的康复，在康复期采用维持治疗。第二部分是非药物性康复，又分家庭康复和社会康复。所谓社会康复是指让患者进入社会，参加学习、工作和社会活动，发挥他正常的社会功能。家庭康复可以监护和保证患者按时、按剂量服药，没有家庭监护则药物治疗往往得不到保证。总之，家庭康复目的在于使出院后的精神病患者能充分发挥其生理功能、情绪调适、职业能力及社会生活的适应能力。

（一）护理评估

要了解患者及其社会系统之间的关系，主要评估患者和家庭两方面。

1. 评估患者

1）在评估主客观资料时，应了解患者在家庭作用改变前的情况，如情感方面、人格和行为方面，家庭角色和关系等，以便与现状比较。

2）评估患者的阴性症状，如社会性退缩、懒散、不修边幅、不讲卫生等。

3）评估患者生活技能，心理、社会功能，如对压力的应对能力及人际交往能力等。

4）评估患者文化背景、职业角色及对自己所患疾病的认识能力。

2. 评估家庭

1）评估家庭功能，如提供患者生存、成长、安全等生理、心理、社会方面的基本需要。

2）评估家庭结构，包括发展过程、角色、责任，家庭规范和价值观对患者影响。

3）评估家庭情绪气氛。

4）评估家庭的社会支持系统。

5）评估家庭对患者问题、护理计划的了解程度，对精神障碍知识和技能掌握的程度，以及预测病态行为和病情变化的能力。

6）评估家庭文化背景与知识水平，对病情的观察和判断能力，能否向医务人员提供丰富、可靠的资料。

7）评估家庭成员精神健康水平。

（二）护理措施

1. 生活和安全护理

1）医护人员要做好与家庭成员的联系工作，做到耐心、准确地回答和讲解他们所提出的问题和想法，并帮助解决，以减轻家庭成员在患者康复护理方面的焦虑情绪和心理压力。

2）与家庭成员及患者共同讨论患者的病情和所需的康复护理计划。

3）进行康复技能训练、行为改善训练、面对压力训练等。

4）组织以康复患者组成的集会及提供活动场地，定期开会，增进患者相互关怀及分享康复过程中面对困难的经验。

2. 健康教育

1）为患者及家庭成员举办定期专题讲座或系统培训，帮助学习心理卫生知识，并加强对精神疾病、治疗方法和注意事项的认识和了解。

2）定期举办患者及家庭成员座谈会，协助患者及家庭成员交流照顾患者之感受及经验；也可安排护理讨论会，共同商讨家庭有效应对措施。

3）使患者及其家属明白家庭内部的沟通是非常重要的，只有不断的沟通，才能促进患者健康水平以及人际交往的能力的提高。

4）帮助家庭成员掌握和做好与患者的真正沟通，应耐心、和蔼、尊重、信任，使患者有亲密感和安全感。

5）正确处理婚姻问题，首先应估计到患者在病愈之后会遇到恋爱、结婚等问题，要把患者曾患过精神病的历史主动告诉对方，使他们经过深思熟虑之后，在充分理解和自愿的基础上结合。

6）为家庭成员提供在应激情况下可以利用的资源，如社区服务、热线电话、自助小组、心理咨询门诊等，以及提供生理、心理健康等咨询书刊和健康教育手册等。

精神症状明显时的家庭护理：对有伤人行为者，家庭成员应耐心和蔼，避免对患者表现不适宜态度和行为。对于躁狂患者，应建立信任的人际关系，多用正面教育，并用转移其注意的方法，防止很多人围观及挑逗，避免患者因激惹而更加兴奋。应帮助患者适当参加体力劳动和体育活动，使其精力得到应有的发泄，促进晚间睡眠。同时应注意安全保护性措施，减少环境中的不良刺激，限制一定的人际交往。对幻觉妄想比较丰富的患者尽量避免触及其病理体验，防止突然发生冲动行为。家庭成员应了解患者的妄想内容，协助患者减轻或摆脱精神症状的干扰，消除其紧张和烦躁不安的心理，增强患者控制行为的能力。对有自杀、自伤行为者家庭成员应密切观察病情变化以及异常的言语和行为表现，及时采取有效措施加以看管监护。同时应加强危险物品的保管，患者居住的地方用具要简单，凡有跳楼、触电、服毒、刎颈、自缢等各种自杀条件的，都要严加防范。另外加强治疗，改善患者情绪与睡眠，也是防止自杀的有效措施。

第五节 其他治疗与护理

一、工娱治疗及护理

工娱治疗是通过工作和娱乐促进疾病康复、防止精神衰退、提高适应环境能力的治疗方法，是恢复期或慢性期精神患者一种重要的辅助治疗。

(一) 工娱治疗的作用

1. 活跃情绪，缓解症状

患者置身于各种工作或娱乐活动中，可转移对疾病的过分关注，减轻病态体验，缓解焦虑、抑郁等不良情绪。

2. 促进患者社会功能的恢复

患者通过参加各种活动，改善认知功能，锻炼意志和毅力，并可结合相应的物质和精神鼓励促进学习和工作能力的恢复。

3. 延缓精神活动衰退

参加工娱活动可改变患者懒散的生活习惯，密切患者与周围环境的接触，提高患者的交往能力，使其精神活动与生活协调统一，可延缓衰老。

4. 改善医患关系，有利于病房管理

工娱活动使患者在一个相对较为舒适愉悦的环境中过着较为有规律、有意义的生活，增进了患者之间的友谊，改善了医患关系，维持了病房的正常秩序，有利于医疗护理工作的顺利开展。

(二) 工娱治疗的活动内容

1. 音乐、舞蹈治疗

运用音乐的不同节奏、旋律、音调和音色达到调节兴奋和抑制的作用；舞蹈可以活跃情绪、改善接触、增加活动及患者的主动参与性，适用于情绪消沉、紧张不安和孤独的患者。

2. 阅读书刊画报，欣赏电视电影

可使患者轻松愉快，活跃情绪，丰富知识，有益于减轻对外界现实的疏远与陌生感。

3. 体育活动

如早操、工间操、球类运动、棋类、牌类活动及集体游戏等。根据疾病的类型及其病情的轻重，慎重选择体育活动的种类，而且应在医护人员的观察下进行。对于兴奋、情感高涨、精力旺盛的患者，应避免他们参加比赛类活动，可组织他们参加散步、游览、打太极拳、瑜伽、游泳等能使兴奋性减低的体育活动。对萎靡不振、无精打采、情绪抑郁、沉默寡言、情感淡漠、孤独退缩的患者，组织他们参加集体游戏、艺术体操、乒乓球、羽毛球等能提高情绪、有兴趣的体育活动。

4. 工疗内容

如简单的作业训练、工艺制作活动及职业性劳动训练。

(1) 简单作业训练　是目前国内精神病院普遍实行的较简单的劳动作业训练。一般而言，作业工序简单，技术要求低，形式比较单一，训练内容适用于大多数患者集体活动。常见的有粘贴信封、分拣物品、折叠纸盒、抄写文书、整理文件等。

（2）工艺制作训练　主要训练患者进行手工制作的艺术性操作，又称“工艺疗法”（handicraft therapy）。工疗通常具有较强的艺术性和技术性，训练对象以精神障碍残疾程度较轻并有志于学习技艺者为主。按工作场所不同可分为：①病室内劳动如整理床铺、清洁病室、布置房间、整理环境卫生、协助照顾其他患者等劳动。②工疗室内活动如编织、缝纫、绣花等手工艺工作；木工、金工、皮革工等技术工作；雕塑、剪纸、插花等艺术性工作。③室外劳动如种植、园艺、饲养家禽家畜、养鱼等操作性劳动。

（3）职业性劳动训练　目前国内精神病院中尚较少开展此类训练。理论上，这种训练内容应尽可能与回归社会后将从事的职业技能雷同。然而实际操作中很难达到这一要求，只能按具体条件选择相对接近的工种或所谓的“替代性活动”。

5．其他

如集体劳动、竞技性娱乐（如拔河比赛）、参观展览、服装表演等。

（三）工娱治疗的护理

1）工娱治疗应建立健全工作人员职责、各项医疗护理常规、器械及用品保管、安全保障等制度。

2）在工娱治疗过程中一般应选择安静、合作的患者参加，并根据病情安排活动。极度兴奋躁动的患者不能参加集体工娱治疗以保持工娱活动的正常秩序。协调性兴奋的患者可单独安排需集中精力才能完成的活动以缓解兴奋症状，如搭积木。注意力不集中、孤僻退缩的患者给予适当的时间限制。抑郁状态、情绪低沉的患者可安排色彩鲜艳有吸引力的活动，而自罪自责的患者应安排简单、劳动强度小、安全的活动。

3）治疗过程中护士应密切观察患者的精神状态变化，认真管理好各种物品、器材和危险物品，认真清点数目，防止自伤和伤人事件发生。

4）集体娱疗活动时应随时注意患者的动向，中途离开应予陪伴。住院患者参加工娱治疗时应做好交接班，认真清点人数以防患者走失。

5）组织郊外活动时应经主治医师开医嘱，禁止有自杀、出走等倾向的患者参加，严格按外出活动护理常规实施，做到定人定岗。

二、康复治疗与护理

精神障碍的康复治疗是指通过对患者进行生活、职业、学习等技能的反复训练，来恢复或减轻疾病对患者心理社会功能的损害，以尽量提高其生活技能、减轻精神残疾，重新回归社会的一种治疗方法。

1．人际交往技能训练

目的是防止患者社会交往能力的进一步下降，恢复和提高患者社会交往能力，增加参与社会生活的机会。训练从如何正确表达自己的感受开始，直至如何正确地作出积极寻求帮助与不同场合的社交礼节等技能。通常通过小组活动、角色扮演等活动训练患者与人交谈的技巧，提高患者言语与非言语的表达能力，并发展较精确的社交敏感与判断。

2．药物治疗的自我管理技能训练

药物治疗的自我管理技能训练主要包括下列内容。

1）使患者了解坚持药物治疗对预防病情复发恶化的重要意义，自觉接受药物治疗自我管理的训练和坚持治疗。

2）学习有关精神药物的知识，并对药物的作用、不良反应等有所了解，学会识别常见的药物不良反应并能做简单自我处理，以便进一步得到医生的帮助。

3）学会药物治疗的自我管理方式，如：①通过训练使患者学会安全用药的技巧，每次服药应查对标签，患者在忘记服药后不要在其下次服药时补上。②治疗如有问题（如发生不良反应）不能随意自行停药，应立即报告医生，如医生确认为安全，应继续按医嘱用药。③即使自我感觉一切很好，如医生认为有必要继续用药仍应坚持用药。

3. 学习求助医生的技能

如在需要时能找到和得到医生的及时帮助；能向医生正确地提出问题和要求；能有效地描述自己所存在的问题和症状等。

4. 技能训练

技能训练包括日常生活自理、集中注意力、解决问题、注重个人仪表、人际交往、提高学习和工作能力等技能的训练。其中的重点之一是社会技能训练，帮助患者获得或恢复人际交往、自我照料以及应对社区生活所必需的技能。

5. 职业康复

职业康复是医院康复和社区康复阶段共同承担的一项重要康复措施，更侧重于社区康复。当今社会一般病残者的职业安置比健全者困难得多，而精神残疾者的职业安置更为困难。因此除了针对性的职业康复设施外，还需要必要的政策和法规作为保障。精神患者的职业康复可看作一个从医院康复到社区康复的连续康复服务过程，其中大部分在社区进行。需要注意，并非所有患者都必须通过这一康复全过程，例如较严重的精神残疾者可能停顿在康复步骤的中段（如庇护工场），而有良好技能的患者可能一开始就较快进入康复的最后步骤。这个连续的康复服务过程可分为：工作技能评估，工作适应训练，职业技能训练，庇护性就业，过渡性就业，工作安置，职业保持7个步骤。

6. 慢性康复措施

目的在于使慢性分裂症患者或精神残疾者通过药物维持治疗、家庭干预、环境支持、功能恢复、技能训练，摆脱依赖性，提高生活质量和重返社会。这一治疗主要在社区中开展。

思考题

1. 目前常用的精神疾病治疗方法有哪些，常见的心理治疗方法有哪些？
2. 抗精神病药物有哪些不良反应？
3. 精神药物治疗过程的护理措施有哪些？

（陈　鲁　陈宜刚）

第五章

精神障碍患者常见危机状态防范与护理

学习目标

掌握 危机状态的概念。
熟悉 常见危机状态的防范与护理。

危机状态(crisis)是指突然发生的,患者无法自控的,可能危及自身或他人生命安全的状态。常因精神症状、药物反应或精神因素的影响,导致各种危及患者安全甚至生命的事件,如冲动伤人、毁物、走失及噎食、自杀等。因此,对精神障碍患者危机状态的防范和护理是精神科护理工作中非常重要的一部分。

第一节 暴力行为的防范与护理

暴力(violence)行为指个体直接伤害自己或他人或物体的严重破坏性攻击行为,给患者及周围环境造成危害性影响。攻击行为是精神科最为常见的意外事件。精神科的暴力行为多见于精神分裂症、情感性精神病、病态人格、药物依赖、酒精中毒等患者,攻击行为可能发生在家中、社区、医院等,给患者、家庭及社会带来危害及严重后果。精神障碍患者的暴力行为有口头攻击、身体攻击或破坏物品等。护士与患者接触时间较长,面对攻击行为的机会也更多。因此,精神科护士需要对患者的攻击行为及时预测、严加预防和及时处理。

一、护理评估

(一) 暴力行为发生的危险因素评估

有效预防和制止攻击甚至暴力行为发生的关键是判断患者是否具有攻击的倾向。

1. 精神症状

幻觉、妄想、意识障碍、情绪障碍等精神症状与暴力行为的发生多有直接或间接的关系。如某患者受命令性幻听的支配攻击他人;受妄想的影响误认为某人在监视自己或正在陷害自己,于是先发制人伤害对方;或意识障碍下出现冲动性的暴力行为,这类行为最难以预防,因为意识障碍患者行为往往为突发性、缺少明确目的。另外，许多精神疾病患者无自知力，被强行住院，也常导致暴力行为发生。病理性优势情绪，如焦虑、抑郁、躁狂，易发暴力行为，这是精神患者暴力行为发生率高于健康人的原因之一。

2. 个性特征

暴力与个体的性格、心理应付方式、行为反应方式等有关。习惯以暴力行为来应付挫折的个体最易再次发生暴力行为。

3. 诱发因素

药物副作用使患者难以耐受、工作人员态度粗暴激惹患者、患者的需求没有得到满足等都可能诱发暴力行为。

(二) 暴力行为发生的征兆评估

1) 说话较平时大声且具威胁性。

2) 全身肌肉紧张度增加，尤其是脸部与手臂的肌肉。

3) 活动量较平时增加，如不安地来回走动。

4) 动作增加，有甩门、捶打物体等行为。

5) 挑剔、抗议、不合理要求增多，或随意指责病友或工作人员。

6) 拒绝接受治疗或反复纠缠医务人员要求出院，或不时违反院规。

7) 精神症状加剧或波动大。

目前，也有一些心理评估工具来测定或预测攻击行为，如精神症状评定量表(BPRS)，攻击危险性量表(Key，1988)，国内王小平，杨德森等编制的精神患者攻击行为预测问卷，对预测精神疾病患者是否有暴力危险性有一定效度。

二、护理诊断

有发生攻击行为的危险(针对他人)：与幻觉、妄想、焦虑、器质性损伤等因素有关。

三、护理措施

(一) 预防措施

1) 应为患者提供安静舒适的环境，减少环境的刺激，如转移患者周围的其他患者。

2) 适当满足患者的一些要求，分散其注意力。

3) 适当提前或推迟一些检查治疗的护理项目，如血液标本的采集、给药等，不安排患者参加竞争性工娱活动。

4) 鼓励患者的自尊与自信，增强患者的自我控制能力，绝不与患者发生争执，鼓励患者用适当的方式发泄情绪，明确告诉患者暴力行为的不良后果。

5) 及时通知医生加强患者的治疗。

(二) 处理措施

1. 寻求帮助

当有攻击他人或破坏物品等暴力行为出现时，第一步要呼叫其他人员协助，以求能尽快控制场面。

2. 控制场面

疏散围观病员，转移被攻击对象，维持周围环境的安全与安静，用简单、清楚、直接的语言提醒患者暴力行为的后果。

3. 去除致暴力危险品

以坚定、冷静的语气告诉患者，将危险物品放在一旁，然后再移开，并向患者解释此物品是暂时保管，以后归还，以取得患者信任；如语言制止无效，一组人员转移患者注意力，另一组人员乘其不备快速夺取危险物品。

4. 隔离患者

将患者转移到隔离而安静的房间，减少外界干扰。

5. 身体保护

患者无法控制自己行为时，可采用身体约束方式协助患者控制：穿约束衣，以约束带约束四肢限制于床上或椅子上。在执行身体保护时，常常会引起患者的不安和反抗，所以在保护过程中要持续与患者谈话，缓和语气告知执行约束的目的、时间，必要时，护士可陪伴在一旁以降低其焦虑。

6. 药物治疗

有效的药物治疗可视为一种化学性约束。当患者出现躁动不安时，按医嘱肌注氟哌啶醇，地西泮（安定）等镇静患者的情绪，并注意观察患者生命体征及用药反应。

7. 处理暴力行为时的注意事项

1）在接近患者时至少要维持一个手臂的距离，并且预留可以很快离开的出口，不可使患者位于你与出口之间而堵塞撤退之路。千万不要从患者身后接近他，避免使其害怕而激发暴力行为。

2）接触患者身体要果断迅速，不能犹疑不决，多人行动要协调。

3）要保持友善和冷静的态度，既不要随意指责患者也避免太温和，既让患者感受到关心、合作的气氛，又要感受到医护人员的威严。

四、护理评价

对患者的护理评价应从以下几个方面来进行：①患者能否识别失去自制力前的征兆，并立即寻求帮助；②患者是否能以建设性的方式处理自己的愤怒情绪；③患者是否发生了攻击行为，有无伤害自己或他人；④患者是否能识别压力源并以有效的方法应对压力；⑤患者的人际关系是否得到改善。

第二节　自杀患者的防范与护理

世界卫生组织将自杀（suicide）定义为：一个人有意识的企图伤害自己的身体，以达到结束自己生命的目的。据 WHO 报告，自杀是世界第五位的人类死亡原因，仅次于心血管病、恶性肿瘤、呼吸系统疾病和意外死亡。自杀是精神障碍者最危险的行为之一，也是精神障碍患者最常见死因。因此，精神科护士必须能识别患者自杀的征兆，采取适当的措施预防患者的自杀，帮助患者维持生命、健康与尊严。

一、护理评估

对患者自杀危险性的评估，是预防自杀的重要环节和组成部分，要评估患者自杀的危险性，必须通过严密观察和倾听来取得患者自杀的线索、自杀的计划和致死程度。对自杀的评估是一个连续的过程，因为患者自杀意愿的强烈程度不是一成不变的，而是随时可能出现预料之外的变化，患者自杀的信息有效性或许只有一两天。评估患者自杀的危险性不但需要护士对患者进行深入了解，还需要从与其相关的人那里了解信息。对自杀的危险性推测得越准确，预防的措施就越有的放矢。而错误的判断可能会导致严重的后果，使自杀者失去治疗和抢救的机会。

下列情况要高度警惕患者近期内可能出现自杀行为。

1）有企图自杀史：近期内有过自我伤害或自杀未遂的行动，其自杀死亡的可能性比没有类似情况的患者高十倍至几十倍。

2）有家族精神病史或自杀史：家庭成员间行为模式，无论是从生物学、还是心理社会学的角度都会相互影响。

3）存在严重的抑郁情绪、影响行为的命令性幻听、妄想等症状。

4）近期内有重大的压力及创伤，如遭遇自己无法应付的事件、丧失性事件。

5）社会支持系统缺乏：家人及亲友是患者重要的社会支持系统，也是患者处理危机的生命线，社会支持系统的缺乏就如同支持生命的线没有了，自杀的危险性会大大增加。

6）向亲人、朋友、医务人员或其他人或在日记留言中透露了对人生的悲观情绪，甚至表露过自杀意愿。或过分关注、收集与自杀有关的信息、工具等。

7）完全不愿提起自杀的话题。

8）病情突然“好转”或突然拒绝治疗。

9）日常生活方式突然改变。

二、护理诊断

（1）有指向自己的暴力行为的危险　与绝望的情绪、幻听等有关。

（2）绝望　与支持系统缺乏及感觉没有价值有关。

（3）应对无效　与社会支持不足、缺乏应对技巧有关。

三、护理措施

1）提供安全的环境：患者生活的环境中杜绝危险物品如刀、剪、玻璃、绳、火种等，生活设施安全，不能成为自杀工具。

2）与患者保持严密的接触：10～15 min一次观察患者活动，对高度自杀危险者进行一对一的守护。

3）与患者建立治疗性关系：建立在信任基础上的治疗性关系表达了一种对患者真诚、尊重、接纳、理解、支持的态度。经常了解患者的感受，给予支持性心理护理。提供希望，告诉患者现在的痛苦是暂时的，不会总感觉像现在这样，其他像你一样的人通过治疗和药物都获得了帮助和好转。鼓励患者表达自己的负性情绪。训练患者学习新的应付方式。教会患者在无能力应付时如何求助而不是采取自杀行动。

4）连续评估自杀危险，直至自杀危险消除，必要时 24 h 监测。对已有自杀计划的患者，须详细询问其方法、地方、时间、了解患者获得自杀工具和发生自杀行为的可能性大小。

5）保证患者遵医嘱服药，确保治疗的顺利进行。

6）协助患者满足生理需要，如个人卫生、饮食、睡眠、排泄等。

7）充分动员和利用社会支持系统，帮助患者战胜痛苦，增强对抗自杀的内外在资源。如对患者家属进行与自杀干预有关的健康教育，让家属参与干预治疗。

四、对常见自杀的紧急处理

根据国内外资料显示，精神障碍患者多采用服毒、自缢、坠楼、撞墙、割腕、触电、煤气中毒等方式进行自杀。

（一）服毒

服毒以精神药物最常见。

1）首先检查患者的意识、瞳孔、肤色、分泌物、呕吐物等。

2）初步判断所服毒物的性质及种类。对意识清醒的患者，应尽量诱导患者说出所服毒物的种类和服药的过程。

3）对意识清醒的患者，应先通过刺激咽喉部促使其呕吐，然后进行洗胃。对咽喉部刺激不敏感者，可先口服适量洗胃液后，再进行催吐治疗。

4）根据所了解的情况，正确选择洗胃液，对服用抗精神病药物和镇静安眠药物者，可首选 1∶(15 000～20 000)高锰酸钾溶液，对毒物性质不明者，首选纯净水。

5）对服毒的患者，无论服毒时间长短均应彻底洗胃。

6）对所服毒物种类不明确者，应留取胃内容物标本送去检验。

7）洗胃后，可用硫酸钠溶液导泻。

8）对意识不清或休克的患者，应配合医生进行急救处理。

（二）自缢

自缢引起死亡的主要原因是由于身体的重力压迫颈动脉使大脑缺血缺氧。此外，刺激颈动脉窦反射性地引起心脏骤停，也可能导致死亡。患者自缢时间短暂，其面色紫绀、双眼上翻、舌微外吐、呼吸停止、全身软瘫、小便失禁，可有微弱心跳。随着时间延长，患者不仅呼吸停止，心脏也停跳、大小便失禁、四肢变凉，抢救将十分困难。

具体处理方法如下：

1）立即解脱自缢的绳带套：解套要快，可用刀切断或用剪刀剪断。如患者悬吊于高处，解套的同时要抱住患者，防止坠地跌伤。

2）将患者就地放平，松开衣领和腰带：如患者心跳尚存，可将患者的下颌抬起，保持呼吸道通畅，并给予氧气吸入。

3）如心跳和呼吸已经停止，应立即进行心肺复苏术。

4）复苏后期要纠正酸中毒和防止因缺氧所致的脑水肿，并给予其他支持治疗。

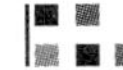

（三）触电

触电又称电击伤，电流对人体的损伤，主要是电热所致的烧伤和强烈的肌肉痉挛，可引起心跳骤停。处理如下：

1）立即切断电源。

2）意识清醒者就地平卧休息，松开衣服，抬起下颌，保持呼吸道通畅。

3）心跳和呼吸停止者，应立即行心肺复苏术。

4）复苏后期要维持血压的稳定。纠正酸碱平衡失调，防治因缺氧所致的脑水肿，彻底清创（电灼伤面），肌注破伤风抗毒素并应用足够的广谱抗生素。

（四）撞墙

当发现患者撞墙时，应立即阻止患者，转移其注意力。对于不听劝告，又无法控制自己的患者，应将其约束，迅速检查患者的伤情，观察患者的意识、瞳孔、呼吸、脉搏、血压及有无呕吐等。如有开放性伤口，立即进行清创、缝合。配合医生对患者进行各项检查和紧急处理。

（五）坠楼

如果发现患者自高处坠落，应立即检查有无开放性伤口、患者意识是否清醒、有无头痛或呕吐、外耳道有无液体流出、肢体有无骨折等，对开放性伤口，应立即用布带结扎肢体近心端止血，如果发现骨折，应减少搬动患者，搬运时应使用硬板，并观察有无内脏损伤。如果患者休克应就地进行抢救，对患者进行初步处理后，转入相应的科室进行进一步治疗。

（六）自伤

由锐器引起的切割伤，迅速给予止血，用布带结扎近心端。观察患者的面色、口唇、神志、尿量，测量血压、脉搏，并根据受伤部位、时间估计失血量，判断是否存在休克，决定是否需要就地抢救和外科治疗。

由于自杀与精神障碍的关系非常密切，多数自杀者患有不同程度的精神障碍。因此，在急救之后常需要使用精神科药物进行治疗。对自杀观念非常强烈者，采用电抽搐治疗常能取得较好疗效。此外，心理治疗或危机干预可帮助患者解决存在的问题和矛盾，改变原有的思维和行为方式，提高适应能力。

五、护理评价

对自杀患者的评价是一个持续的过程，需要不断地重新评价和判断目标是否达到。一旦自杀的危机解除，就可能需要进一步的心理治疗。

第三节　出走行为的防范与护理

出走也是精神科的重要意外事件之一，它是指患者在住院期间，没有得到医生的同意而私自离开医院的行为。患者的出走会使治疗中断，可能造成自己受伤或伤害他人，还可能因走失而导致各种意外。如果不能及时有效地预防和处理精神障碍患者的出走行为，将可能给患者和他人造成严重的后果。

一、护理评估

1. 出走原因的评估

（1）精神症状　下列精神症状可能与患者的出走行为有关：①患者自知力缺乏，否认有精神病，不愿接受治疗而出走；②受妄想幻觉支配，认为住院是对其迫害而设法离开医院；③患者为实现某种病态心理而脱离医院，如上访、告状等；④有自杀观念的患者因医院防范严密，达不到目的而寻找机会离开医院后自杀。

（2）住院环境不符合患者需求　目前大多数精神病院是封闭式的，以利于无自知力患者的管理。患者被强制住院后既不愿接受治疗，也担心住在精神病院，以后会受到社会歧视，影响自己的名誉和前途；同时，封闭式的病房使患者感到生活单调、苦闷，受拘束和限制，处处不自由；有的患者可能牵挂家庭，想念孩子，有的患者可能不了解治疗的科学性（如电抽搐治疗）而感到恐惧，都可能导致患者出走。

（3）工作人员工作疏忽　工作人员责任心不强、态度生硬等也是造成患者出走的原因。如工作人员离岗或注意力不集中等给患者可乘之机；工作人员态度生硬，方法简单，解释不耐心等给患者以劣性刺激，使其产生不满心理；病房设施有漏洞或损坏未及时修补；患者借外出做检查和活动机会出走。

2. 评估患者的出走危险性

包括：①病史中有无出走历史；②患者是否缺乏对疾病的认识，不承认有病；③患者对治疗是否配合，有无对治疗恐惧、害怕；④患者是否强迫入院；⑤患者是否有明显的幻觉、妄想；⑥患者是否有焦虑、思念家庭及亲人；⑦患者是否对住院反感，不愿意住院或不能适应住院环境；⑧患者是否有寻找出走机会或途径的表现。

二、护理诊断

（1）有走失的危险　与精神症状，思念亲人，意识障碍等有关。

（2）有受伤的危险　与精神症状，意识障碍等有关。

三、护理措施

1）加强入院指导，主动介绍住院环境和周围的人物，使患者尽快熟悉环境，减少或消除不适应感。根据患者病情特点，向患者解释和说出住院的益处。

2）出走的处理：发现患者出走后，应立即通知其他人员，分析与判断患者出走的时间、方式、去向，并立即组织人员追踪。

3）将患者安置在工作人员的视力范围内，10～15 min 巡视 1 次患者的活动情况。对可能会发生出走行为的患者，适当限制活动范围。

4）患者外出活动或做检查要专人陪护，禁止单独外出。

5）丰富患者住院生活，鼓励参加集体活动，消除紧张和顾虑。

6）加强工作人员责任心，在进出病房时注意防护，避免患者伺机出走。

7）工作中医护人员要善待患者，避免激惹或刺激患者。

8）加强与家属的联系，鼓励家属探视，减少患者的孤独感。

9）当患者出走行为万一发生时，立即报告上级部门并与患者家属联系，组织力量寻找患者。

四、护理评价

护理评价可从以下方面来进行：①患者是否对自身疾病有正确的认识，并表示要安心住院；②患者是否能适应医院的环境，对治疗护理有无焦虑、恐惧；③患者有无出走的想法和计划；④患者有无因出走而受到伤害或伤害他人。

第四节　其他意外事件的防范与处理

一、噎食

噎食是指食物堵塞咽喉部或卡在食道的第一狭窄部，甚至误入气管，引起窒息。精神障碍患者发生噎食以及因此而致窒息者较正常人多。患者表现为在进食中突然发生严重的呛咳和呼吸困难，出现面色苍白或青紫，甚至会窒息死亡。

（一）护理评估

1）精神障碍患者因服用抗精神病药出现锥体外系不良反应，引起吞咽肌肉运动不协调，抑制吞咽反射。长期服用抗精神病药容易出现噎食。

2）患有脑器质性疾病如帕金森综合征的患者，吞咽反射迟钝，如果抢食或进食过急会发生噎食。癫痫患者在进食时抽搐发作也可能导致噎食。此外，患者在意识不清醒的状态下进食也可引起噎食。

（二）护理诊断

（1）有噎食的危险　与抗精神病药物不良反应有关，与脑器质性疾病等有关。

（2）窒息　与进食过急有关。

（三）护理措施

1. 预防

1）严密观察患者的病情和药物的不良反应，对服用抗精神病药物治疗者，要注意观察患者有无吞咽困难。

2）如果患者有药物不良反应，吞咽反射迟钝，护士应给予软食，必要时给予半流质或流质，避免带骨、带刺的食物。

3）加强饮食护理，对吞咽困难的患者，应专人守护进食或喂食；对抢食及暴饮暴食的患者，应单独进食，适当控制其进食量，并帮助患者改变不良的进食习惯。

2. 噎食的急救处理

1）立即清除口咽部食物，疏通呼吸道。如果患者牙关紧闭，可用筷子等撬开口腔取出食物。

2）如果清除口咽部食物后患者仍无缓解，应立即将患者拦腰抱住，头朝下并拍背。或将患者腹部俯于凳子上，让其上半身悬空，猛压其腰腹部迫使膈肌突然上移，压迫肺部，使肺内气体外冲，从而将气管内的食物冲出。

3）上述措施无效，则要立即在环状软骨下刺入一粗针头或行紧急气管切开，暂时恢复通气。

4）经上述处理后，呼吸困难可暂时缓解，如果食物仍滞留在气管内者，可请五官科医生会诊，决定采用气管镜、气管插管还是采用气管切开取出食物。

5）当取出食物后应及时采取护理措施防治吸入性肺炎。

（四）护理评价

评价应从以下几方面进行：①各种预防措施是否有效，患者有无噎食发生；②患者是否认识到缓慢进食、细嚼慢咽的重要性，是否能对所摄食物进行选择；③发生噎食的患者有没有得到及时正确的抢救，急救措施是否有效，是否有并发症发生。

二、吞食异物

精神分裂症患者吞食异物可能由思维障碍引起，也可能是冲动行为或者想以此作为自杀的方法。人格障碍患者可采用吞食异物作为一种自杀姿态。吞食的异物种类各异，小的如戒指、别针、刀片，大的如体温表、筷子、剪刀等。除金属外，可以是塑料、布片或棉絮等。

（一）护理评估

1）评估患者有无吞食异物的倾向：了解患者的病情特点，是否有收集各种物品的嗜好，以前有无吞食异物的历史等。这些可以帮助护士预测患者吞食异物的可能性。

2）如果患者已经吞食了异物，护士应立即评估患者吞食的异物的种类及吞食的时间，从而判断危险程度。吞食异物的危险性视吞食异物的性质不同，有锋口的金属或玻璃片可损伤重要器官或血管，因而引起胃肠穿孔或大出血；吞食塑料等可引起中毒，吞下较多的纤维织物可引起肠梗阻。

（二）护理诊断

常见的护理诊断：有受伤的危险，有中毒的危险及便秘等。

（三）护理措施

1. 预防

向患者了解原因，不要斥责患者。耐心地向其说明吞食异物会导致的不良后果，并帮助患者改变行为方式。此外，要加强对各类物品尤其是危险物品的管理，应该在护士的监护下患者使用剪刀、针线、指甲钳等。

2. 患者吞食异物后的处理

当患者出现肠梗阻、急腹症或内出血（表现为休克）时，医护人员应想到患者有无吞食异物的可能，并追问病史，同时进行X线或B超检查，积极地予以处理。如果已确定患者吞食了异物，应根据异物性质或大小，采取不同的措施，并处理相应的并发症：①较小的异物多可自行从肠道排出。②若异物较小，但有锐利的刀口或尖锋，可让患者卧床休息，并进食含较多纤维素的食物如韭菜、给予缓泻剂，以利异物的排出；同时进行严密的观察，尤其注意患者腹部情况和血压的变化。③若异物属于重金属，应进行X线检查，以确定异物所在位置，胃肠道黏膜是否受损，确定异物能否自行排出。④若异物较大，不可能从肠道排出，或胃肠道黏膜受到损伤，出现内出血，应采用外科手术取出异物。⑤若患者咬碎了体温表并吞食了水银，应让患者立即吞食蛋清或牛奶。

(四) 护理评价

护理评价应着重于患者是否认识到吞食异物的危险性，有没有吞食异物，以及是否发生了内出血、中毒等危险。

对意外事件的预防和处理可帮助护士化解精神科临床上的危机状态，更有效地实施其他护理措施；使患者免于或减少受伤，早日恢复身心健康。

思考题

1. 举例说明暴力行为发生的征兆评估。
2. 发生暴力行为时如何处理?
3. 试述自杀行为发生的征兆评估。

（陈　鲁　陈武英）

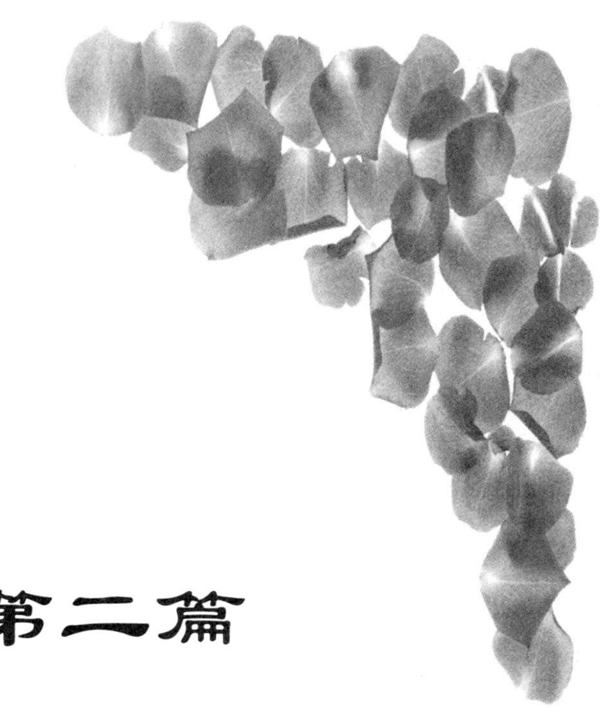

第二篇

常见精神障碍护理

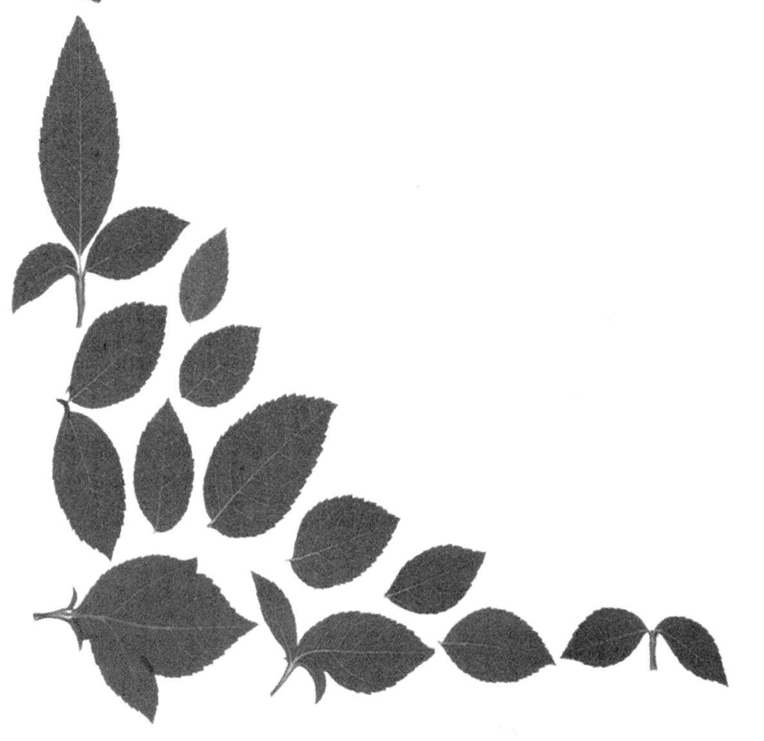

第六章

心身疾病与护理

学习目标

掌握 心身疾病的概念。
熟悉 常见心身疾病的主要症状、治疗原则及护理程序。
了解 心身疾病的范围。

第一节 概　　述

一、概念

心身疾病又称心理生理障碍，有狭义和广义两种含义。狭义的心身疾病是指心理社会因素在发病、发展过程中起重要作用的躯体器质性疾病，如冠心病、原发性高血压和溃疡病等。广义的心身疾病特指心理社会因素在发病、发展过程中起重要作用的躯体器质性疾病和功能性障碍。

DSM-Ⅴ将心身障碍定义为“心理因素影响的其他医学状况”，是指对医学疾患起不良影响的心理或行为因素。这些因素会引起或加重疾患，干扰治疗和康复，或促使发病率和死亡率提高，心理因素本身可能构成疾病的危险因素。CCMD-3称为“心理因素相关生理障碍”。

二、心身疾病的基本特征

1）明确存在的心理-社会因素在时间上与躯体疾病的发生、发展和康复相关。

2）发病因素与情绪障碍有关。病前人格特征，即常有一定的性格缺陷等易患因素。

3）具有躯体疾患，即具有明显的神经系统、内分泌系统及变态反应性等躯体症状或病理生理、病理形态学的改变。

4）同一个体可有几种疾病同时存在或交替发生。

5）常有相同的或类似的家族史。

6）疾病常有缓解和复发倾向。

三、范围

Alexander为了探讨心理动力学理论而进行研究的溃疡病、溃疡性结肠炎、甲状腺功能亢进、局限性肠炎、类风湿性关节炎、原发性高血压及支气管哮喘等疾病，被后人称为“经典的心身疾病”或“神圣七病”。随着现代医学模式的影响，心身疾病从狭义的心理社会因素引起的躯体疾病，扩大到广义的“凡是疾病的发生、发展、治疗、康复各环节有受心理社会因素影响者，都属心身疾病”。故除经典心身疾病外尚包括：应激相关障碍、心理因素相关生理障碍、癌症、心血管系统、呼吸系统、消化系统、内分泌及代谢、神经系统、末期肾脏病、外科系统、妇产科系统、儿童心身障碍、心身皮肤病学、心身牙科学、五官科系统等相关疾病。国内目前趋向于以器官系统进行分类。

四、发病机制

关于心身疾病的发病机制，目前尚不十分明了。中医非常重视情绪与健康的关系。中医学认为，气机升降失调是心身疾病产生的主要机制，由于气机升降失调进而影响脏腑功能，若脏腑功能失调，则会出现一系列相关的躯体症状。西医认为，心理社会刺激通过中介机制导致心身疾病。心理神经中介途径、心理神经内分泌途径和心理神经免疫学途径是心理社会因素造成心身疾病的三项形态学意义上的心理生理中介机制。1922年，有科学家在研究了人体各个器官功能与不良情绪的关系后认为，胃是最能表现情绪的器官之一，并提出焦虑、忧郁、愤怒等情绪可以使消化活动受到抑制。研究还证明，情绪对心血管、肌肉、呼吸、泌尿、新陈代谢和内分泌等功能之间也存在类似的关系。

五、治疗原则

1）心身同治。

2）躯体（药物及其他）治疗与心理治疗并重。

3）治疗要早、剂量要恰当、疗效要充分。

4）心理治疗的个性化等。

治疗的重点一般包括减轻患者的抑郁、失望、焦虑、否认、依赖等心理反应，鼓励情绪表达，用新的认知取代旧的不良认知，纠正不良的行为模式。由此，帮助患者减轻或消除其异常心理应激状态及相关躯体症状，促进机体的代谢功能，增强抗病能力等。

第二节　常见的心身障碍及其护理

按照心身疾病心身同治的治疗原则，本节着重介绍有关心身疾病的心理护理。

一、成人的心身障碍相关问题

从发展心理学角度看，个体在青年期（18～35岁）、中年期（35岁或40～60岁或65岁）及老年（60岁或65岁以上）各阶段中会历经恋爱、结婚、育儿、择业、升职、人际交往、丧失（亲人、伴侣、健康、职业）等过程，在人生这条高速路上，个体这部车可能会出现来自自身及环境的变故，糖尿病就是其中之一。

糖尿病是一组临床常见的由遗传和环境因素相互作用所致的内分泌-代谢综合征，基本的病理生理改变是由于胰岛素绝对或相对分泌不足，引起糖、脂肪、蛋白质和继发的维生素、水、电解质代谢紊乱。同时糖尿病也是内分泌系统常见的心身疾病，其发生、发展和治疗效果均与心理因素相关。糖尿病的主要症状表现为多食、多饮、多尿、多汗、消瘦、疲劳乏力，有明显的饥渴感，特征为血糖过高、糖尿、葡萄糖耐量降低和胰岛素释放试验异常。糖尿病发病与遗传、自身免疫、病毒感染和社会心理等因素有关。

临床发现，一些代谢控制不良的糖尿病患者常有心理问题存在，而一些心理障碍（如抑郁）的患者，也有人存在内分泌失调。

案　　例

患者，女性，56 岁，大专文化，退休，“糖尿病 2 年，加重 1 月入院”，2 年前无明显原因患者出现多饮、多食、口干、体重下降，查空腹血糖 10.9 mmol/L，餐后 2 h 血糖 13.6 mmol/L，诊断为Ⅱ型糖尿病。予饮食控制及口服优降糖、拜糖平。2 年来空腹血糖在 7～9 mmol/L，1 个月前患者感觉疲劳感明显，全身乏力，经常紧张、头晕、心慌、出汗、口干，家人反映整天唉声叹气。问其原因也不明说，夜间睡眠不好，以入睡困难为主。有时早醒，查空腹血糖 11.2 mmol/L，餐后 2 h 血糖 13.8 mmol/L，其他各项检查均未见异常，现住院调整降糖药物用量，住院 20 d，空腹血糖仍在 9～11 mmol/L，餐后 2 h 血糖 12～14 mmol，自觉症状仍无改善，请精神科会诊，SDS 标准分 70，SAS 标准分 65，应对方式为不成熟型（退避-自责）。经药物治疗及心理干预 1 个月后，查空腹血糖 6～8 mmol/L，餐后 2 h 9～11 mmol/L，焦虑抑郁症状较前减轻，SDS 标准分 70（正常<53），SAS 标准分 65（正常<50）。能从事一般家务劳动，与家人可以愉快生活。睡眠改善，乏力、紧张、坐卧不安基本消失。

【护理程序】

（一）护理评估

（1）评估主观资料　患者 2 年前无明显诱因出现多饮、多食、口干、体重下降，近日常紧张、头晕、心慌出汗，睡眠不好，时有早醒。

（2）评估客观资料　家人反映整日唉声叹气，越来越不愿外出与人交往。空腹血糖 11.2 mmol/L，餐后 2 h 血糖 13.8 mmol/L，口服降糖药疗效不显著。

（3）评估相关资料　EPQ 测试 E 35，N 67，人格特征为内向不稳定型，属抑郁质；SAS 65，属中度焦虑；SDS 70，属中度抑郁。

（二）护理诊断

（1）焦虑、抑郁　与病情不稳定及病前人格等因素有关。

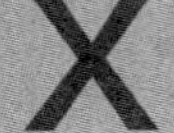

(2) 营养失调：低于机体需要量 与机体代谢紊乱有关。

(3) 低血糖 与胰岛素、饮食、运动不合理有关。

(4) 知识缺乏 缺乏糖尿病疾病相关知识。

(三) 护理目标

1) 患者住院期间情绪稳定，抑郁、焦虑减轻。

2) 患者住院期间纠正代谢紊乱，使血糖血脂达到或接近正常并消除症状。

3) 低血糖减少或不发生，一旦发生低血糖可得到及时纠正处理。

4) 患者能够描述所患疾病症状及愿意遵守为促进健康而制定的保健措施。

(四) 护理措施

1. 应用认知疗法调整认知

考虑到患者有一定领悟能力也愿意做出改变自己不合理信念的努力，经与之商量决定应用认知疗法来调整认知。认知治疗的目标是改变患者不良情绪的想法，通过温和地与患者交流，真诚、诚恳和开放性等技术与患者共情，向患者说明认知和情感之间的密切关系。通过与患者交谈，找出他们情绪困扰和行为不适的具体表现(C)，以及与这些反应相对应的诱发事件(A)，并对两者之间的不合理信念(B)进行初步分析，如患者血糖检测超过正常范围(A_1)后变得很沮丧(C_1)，其不合理信念可能是“我按时服药了，这次又超标真是太糟糕了(B_1)”。但他的不良情绪很可能成为新的诱发事件(A_2)，引起她另一种不合理信念“我必须是个健康快乐的人，而绝不该像现在这样忧心忡忡(B_2)”，从而导致她更为不良的情绪反应(C_2)。在帮助患者寻找不合理信念时，须抓住典型特征，即绝对化的要求、以偏概全和糟糕至极，并把它们与患者不适应的情绪和行为反应联系起来。

2. 饮食

饮食要按营养师会诊要求定时定量，注射胰岛素或易出现低血糖及病情控制不好时，应在三次正餐之间加餐，即从三次正餐中匀出一部分食品留作加餐用，以达到防止低血糖、控制高血糖之目的。

3. 监测血糖变化

遵医嘱正确使用胰岛素。使患者及家属了解低血糖症状，如心慌、手抖出汗、饥饿等，注意观察有无出现嗜睡、反应迟钝或异常精神改变等，应立即测血糖并嘱患者喝糖水或进食，严重者静注 50%葡萄糖水 40～60 ml，并注意观察防止短时间内再度发生低血糖。规律适量运动避免空腹运动。

4. 制定学习计划

与患者共同制定学习计划，使用各种方法提供信息，如解释、示教、图片、板报、书刊等宣传材料，向患者宣传糖尿病知识，学会自我保护，减少或避免发生并发症。

(五) 护理评价

1) 患者住院期间情绪较稳定，焦虑、抑郁症状较前减轻，SDS 标准分 58，SAS 标准分 55。

2) 住院期间血糖控制良好，空腹血糖 6～8 mmol/L，餐后 2 h 血糖为 9～11 mmol/L。

3) 患者住院期间发生低血糖次数减少，并得到及时纠正。

4）患者获取更为全面的糖尿病相关知识，可更好的配合治疗。

二、儿童心身障碍

儿科心身医学在我国尚属起步阶段，存在较大的的需求和学科发展空间。其患者通常分属以下3种情形：躯体疾病合并情绪障碍，使治疗更为复杂；单纯的躯体形式障碍；由躯体疾病或治疗直接导致的精神症状。下述案例中的小患者是5.12汶川大地震幸存者。

案　　例

患者，女性，9岁，5.12地震幸存者。入院诊断：左大腿中下段离断后残端感染、谵妄状态。据父亲介绍，在转来之前当地医院精神科医生曾诊断该女孩为“精神分裂症前兆”。入院表现为焦虑、退行、情绪不稳、激惹性增高、恐惧、睡眠紊乱、噩梦（梦中的词语多为“逃”、“快跑”）、注意减退（易分散），幻视（总叫嚷着“拿开红书包”！），见到陌生人就恐惧地大叫（安全感缺乏），母亲也不能取得她的信任，只有父亲才可以在征得她的认可后搬动她的残腿。因为她被困在学校的废墟中直到第2天上午11点左右被救出时，是父亲多次攀上废墟看望她，其间遇难同学的脑浆、残缺的肢体、冒着血泡沫的死者变形的面部等等都一一在她的视网膜上印刻，让她挥不去亦逃不了……入院时危机干预分级评估量表（他评）得分为28分（满分30分），经二次手术及适时心理干预治疗1个月后出院时患者已经能自己转动轮椅在病区溜达，主动与同来的老乡交流地震时的场景，睡眠尚平稳。在病区小组才艺表演中表现主动积极，在欢送四川伤员返乡告别会上她主动弹起古筝“山丹丹开花红艳艳”与小伤员代表及部分医务人员同台诗朗诵。

【护理程序】

（一）护理评估

首先与J的父母会谈：地震前的J是位品学兼优的小学生，天真活泼深受家人尤其是奶奶和爸爸的宠爱，奶奶负责她的生活起居，爷爷和妈妈负责其学习，业余时间学习古筝及游泳，在校是小记者。地震后在成都住院期间，患儿几乎彻夜不眠，在父亲的安抚下方可小憩片刻，噩梦易醒，嘴里常叨念“快把红书包拿走！快跑！快逃”，惊恐之情溢于言表。被当地医院诊断为“精神分裂症前兆”。

其次与J会谈：入院时对除父母外的任何人不予理睬，表情紧张、恐惧，距离稍近就可引发患儿哭闹。

对于年幼或尚不能言语的患儿，游戏是评估其精神状态的主要工具，并可以直接观察患儿与父母的互动。可让患儿的父母和平时一样与患儿做15～20 min的游戏。非结构式的亲子或家庭游戏是观察亲子互动最好的机会。3天后与患儿J初步建立信任关系，在其床边一起做画房树人游戏。进行“心理干预分类评估量表”得分28分（总分30分）。“SEQ量表”得分17分（总分20分）。

（二）护理诊断

(1) 焦虑、恐惧　与经历大地震及受伤有关。

(2) 残肢疼痛　与截肢后伤口感染有关。

(3) 睡眠形态紊乱　与遭受强烈的精神刺激有关。

(4) 身体活动障碍　与肢残及伤口感染疼痛有关。

(5) 自我形象紊乱　与截肢后自我残缺有关。

（三）护理目标

1）患儿与周围的人建立信任、合作关系。

2）患儿及家属的焦虑、恐惧情绪减轻。

3）患儿的主观能动性恢复或部分恢复，如重新学会调控自己的身体。

4）初步学会接纳自我的改变。

5）学会借助工具（拐或轮椅）走路。

（四）护理措施

1）首先与父母取得信任、合作关系，消除父母的自责、自罪心理，正面现实，共同面对患儿现状，指导父母无条件接纳患儿，多用肢体语言给患儿心理支持，利用做游戏逐步取得患儿信任。

2）采用改良后的画人试验，先让J画一幅自己病前的图，再画住院后自己的图，让患儿描述图中自己的感受。也可以进行情感拼图游戏，先画一个大圆代表一张饼，并将其分成大小不同的部分，然后让每个部分代表特定的感觉，如：愤怒、悲伤、自豪、快乐、困惑、担心等，并与之讨论这些感受。

3）关于疼痛。皮亚杰的认知发展理论对理解儿童与疼痛体验相关的发育问题很有帮助（Gaffney 等，2003 年）。处于具体运算阶段（6 岁或 7～11 岁或 12 岁）的儿童其自尊取决于自控感，而肢残及疼痛限制了J的自主和参与环境的活动，在应对疼痛过程中，除药物镇痛外，几种渐进性肌肉放松训练的方法很好的转移患儿对疼痛的注意，从而减轻主观痛觉，减少疼痛的剧烈体验（Abel 和 Rouleau，2000 年）。如在第二次手术后医生督促患儿进行残肢功能锻炼以便适应日后安装假体，起初患儿哭闹坚决不同意，经逐步放松后患儿成功进行了俯卧、残肢前屈、后伸等练习，有效克服了恐惧心理。

4）现场与影像学习相结合，促进患儿接纳新自我。通过与同病区有相似遭遇的病友交流及观看残疾人自强不息的有关影视资料，让患儿逐步认识，肢体的残疾可以促进心灵的升华。

（五）护理评价

1）减少、减轻不良情绪。

2）接纳自我形象的改变。

3）睡眠质量提高。

4）人际接触良好。

三、肿瘤的心身障碍

临床上，肿瘤的定义是“机体在各种内、外因素作用下，正常细胞异常化并表现为失控、相对无限制、不协调地增殖而形成的不正常的组织团块”。肿瘤有良性与恶性之分，恶性肿瘤生长在机体的不同部位就有不同的称呼，如胃癌、肺癌、乳癌等。

在人们与癌症抗争的过程中，出现很多难以回答的问题，如：“为什么患者从生物学角度来看，难以继续生存，但却活得很好，并逐渐走向康复?”“为什么有的患者从生物学角度来看，肿瘤的恶性程度不高，身体条件也可以，但却不幸早逝?”今天随着肿瘤心理学及心理神经免疫学的研究，对这些问题的认识正在日益明朗；对这一类病例已经可以从心理生物学角度说明它的可能原因。

研究认为：癌症的生长和抑制与内分泌及免疫防御机制有关；个体的心理特征、情绪状态、生活方式等可以影响内分泌及免疫功能；恰当的情绪疏导、社会支持、行为干预等心理治疗可延长患者的生存期。

案　例

患者，女性，45 岁，因发现左乳外上向限肿块就诊。入院后检查病理诊断结果为乳腺浸润性导管癌，即行左乳房切除加左腋窝淋巴结清扫。

患者 1 年前下岗，个性内向的丈夫在她之前下岗后，经人介绍去某物流公司开车，工作很辛苦，回来一身疲惫，夫妻交流甚少。儿子读高二学习很紧张。家中经济较拮据，患者下岗后经多方寻找终于在一休闲洗浴中心谋到一份开账单的工作，老板交代开一份账单给她一元钱，多开多得。市场竞争是激烈的，眼看着自己从早到晚辛苦挣钱那么艰辛，而某些职业的人却能轻松赚大钱，内心不平却又无奈，再加上黑心老板有时非法牟利更让她整日提心吊胆、惊恐不安，总担心自己会被牵连受罚。3 个月后她脾气越来越暴躁，夜间难以入睡又多梦易醒，总希望自己熬过那一阵会好些，可是无意中发现的乳房肿块更让她心神不宁，因而前往医院求治。

入院除躯体及实验室检查外，心理检查结为：EPQ E38，N65；SAS 标准分 72（正常<50）；SDS 标准分 75（正常<53）。

【护理程序】

（一）护理评估

（1）评估主观资料　乳房肿块，预后未卜；担心儿子学业；整日提心吊胆，夜间入睡困难又多梦易醒。

（2）评估客观资料　患病住院，家庭经济拮据，挣钱心切。

（3）评估相关资料　EPQ E38，N65 人格特征为内向不稳定型，属抑郁质；SAS72，属重度焦虑；SDS75，属重度抑郁。

（二）护理诊断

（1）焦虑　与担心手术成败、疾病预后及增加家庭经济负担有关。

（2）恐惧　与担心手术后切口疼痛有关。

（3）皮肤完整性受损　与手术和放射治疗有关。

（4）身体活动障碍　与手术影响手臂和肩关节的活动有关。

（5）自我形象紊乱　与乳房切除及化疗致脱发有关。

（6）知识缺乏　缺乏乳癌自我检查、预防知识。

（7）潜在并发症　皮下积液、皮瓣坏死和上肢水肿。

（三）护理目标

1）患者焦虑、恐惧减轻，情绪稳定。

2）能适应乳房切除后的身体改变。

3）掌握术后上肢康复练习方法。

4）掌握乳房自查技能，减少疾病复发的危险因素。

5）及时发现、处理并发症。

（四）护理措施

1. 帮助患者获得心理支持

“不愿表达个人情感和情绪压抑是癌症发病的心理特点”。引导患者合理宣泄，真诚倾听，一个人的社会支持系统大致包括家庭和朋友、同事、同学、信仰，同事、同学可以源源不断地带给患者许多信息，如身边正在发生什么事，获得帮助的建议，组织一些活动来活跃气氛等，这些可以起到令人满意的或积极的分心作用。

2. 行为训练

（1）行为放松　对身体有明显的好处。放松时，患者的身体处在自我医治的最佳状态。通过学习身体的放松，可以达到同步的精神放松状态。放松的方法有很多种：静坐放松、想象放松法、自律训练（透过心理暗示，“沉重”的肌肉可以放松，“温暖”的肌肉可获得更佳的血液循环，进而达到心理平和的状态）。

（2）健康操训练　该健康操是由台湾王慈杰先生创编，其主要功能是促进全身淋巴系统循环，增进免疫功能，加速体内代谢物排泄，调整五脏功能。具体做法如下：

准备一条长度至少2.20 m长的丝巾。

第一式：直立，双脚分开与肩同宽，两足尖向前，目光平视，双手托巾向前平伸与肩等宽。双手抓巾往上，至眼部开始翻腕，举巾至头顶正上方，手背相对，手心向外侧方，双肘伸直。

注意：保持目光平视，身体始终直立，避免挺胯、缩肩、低头。逐渐坚持至10 min。

第二式：同第一式，提起双足跟、前脚掌着地，双足在一条线上缓步交替向前走，保持重心平衡，前行30～50步。

第三式：同第一式，左脚向左侧跨出半步，足尖侧点地，重心全部在右腿，双手握巾尽量向前，上半身转向右侧（腰部用力），从右侧再往上回到头顶。恢复到第一式，同时收起左足至与肩同宽位；右足向右跨出半步，相反方向重复一次，左右轮流各做十次。

第四式：同第一式，提起足跟、前脚掌着地，挺直腰部，身体下蹲至大腿后侧碰到小腿肚，注意双膝向前与肩同宽，接着引体向上至直立状态。注意此动作始终前脚掌着地，引体上升与下蹲时注意保持身体在同一轴线上，避免前倾、蹶臀。起立、下蹲各十次。

第五式：同第一式，双手向同侧外滑拉丝巾至头顶高度，丝巾从后颈紧压到在腋下，双手握拳拉紧丝巾顶住腰眼（约平第四腰椎棘突旁）5 min。治疗腰背酸痛，效果显著。

3. 疼痛的应对

除渐进式放松训练外，术后镇痛泵的应用可有效减轻患者手术后的疼痛。

4. 手术常规应对

手术常规应对包括病情观察、体位、伤口护理、功能锻炼、并发症的防治等。

（五）护理评价

1）焦虑是否减轻、情绪是否稳定。

2）切口愈合是否良好，并发症是否得到预防或及时处理。

3）患者和家属是否接受治疗并获得心理支持。

4）术侧上肢活动是否达正常范围。

5）患者是否学会定期自我乳房检查，是否知道定期复诊。

6）患者和家属是否知道放松训练、健康操等的重要性，并配合治疗。

思考题

1. 何谓心身疾病?

2. 简述认知治疗。

3. 学会一种行为训练，如健康操训练、放松法等。

（陈武英　陈　鲁）

第七章

神经症及其护理

学习目标

掌握 各型神经症的概念、诊断标准及治疗原则。
熟悉 各神经症的分型及护理程序。

第一节 概 述

一、概念

神经症主要表现为持久的心理冲突，患者觉察到或体验到这种冲突并因之而深感痛苦，妨碍心理功能或社会功能，但没有任何可证实的器质性病理基础(许又新)。

神经症(neuroses)这一术语是苏格兰医生 William Cullen(1710—1790 年)在 1769 年首先提出。经 200 多年的演变，至 1980 年美国《精神疾病诊断和统计手册》第 3 版(DSM-Ⅲ)已将神经症一词取消。在国际疾病分类第 10 版(ICD－10)中，神经症一词名存实亡，它保留了神经症的基本框架和基本内容，但却作了如下声明：神经症这个概念不再保留作为一类障碍的集合名称，但为了使这类障碍易于识别，允许某些使用者根据自己的既往的概念将其视为神经症。我国精神病学工作者经大量临床观察、实验研究与学术讨论，一致认为要尊重历史、正视现实，在没有可靠理论根据之前，疾病的分类名称更换过频不利于临床、教学和科研。因此在 CCMD－3 中继续使用神经症一词。

二、神经症性障碍的共性

1. 一般没有明显或持续的精神病性状况

神经症性障碍主要表现为焦虑、抑郁、恐惧、强迫、疑病症状，这些症状可以单独存在，但大多是混合存在，尤其是焦虑症状；个别强迫障碍患者的强迫行为可能显得非常古怪，但患者能就此做出合理解释，通常是为了缓解焦虑。

2. 没有明确的器质性病变为基础

各种神经症性障碍的症状均可见于感染、中毒、物质依赖、代谢或内分泌障碍及脑器质性疾病等多种器质性疾病中，在疾病的早期和恢复期最为常见，故诊断神经症性障碍须排除器质性疾病。

3. 患者对疾病体验痛苦

多数神经症患者在疾病的发作期均保持较好的自知力，常有强烈的求治欲望，而找不到明确的病因的诊疗历程可能加重患者的痛苦体验，并对患者的社会功能产生一定影响，他们的工作、学习效率和适应能力均有不同程度的减退。

4. 心理-社会因素、病前性格在神经症性障碍的发生发展中起一定作用

心理社会应激因素与神经症发病有关。许多研究表明，神经症性障碍患者在病前较别人遭受更多的应激性生活事件，主要以人际关系、婚姻与性关系、经济、家庭、工作等方面的问题多见。

上述特点决定了在遭遇相同应激事件的群体中，神经症性障碍的患者更易于对生活感到不满，对生活事件更易感，或者是其个性特征更易于损害人际交往过程，从而导致生活中产生更多的冲突与应激。如巴甫洛夫认为神经类型为弱型或强而不均衡型者易患神经症；Eysenck 等则认为个性古板、严肃、多愁善感、焦虑、悲观、保守、敏感、孤僻的人易患神经症。另外，不同的个性特征可能与所患的神经症性障碍亚型有关，如有强迫型人格特征者易患强迫症，有表演型人格特征者易患癔症，有 A 型行为特征者易患焦虑症等。

三、神经症性障碍的分类与鉴别

焦虑和抑郁是神经症性障碍中重要的病理性情绪，同时焦虑和抑郁又常常形影不离，根据等级诊断的原则，焦虑障碍的诊断前提是患者的抑郁症状达不到抑郁障碍的诊断标准，焦虑障碍的分类原则是将焦虑障碍分为发作性和持续性，前者根据是否是在特定环境发作分为恐惧症和惊恐障碍，后者则为广泛性焦虑；强迫障碍在其疾病的症状谱中有明显的焦虑情绪，但强迫症状仍是其核心症状。

明确神经症性障碍诊断之前最为重要的是首先排除下列疾病的诊断：

1. 器质性精神障碍

各类感染、中毒、内脏疾患、内分泌或代谢障碍及脑器质性精神障碍均可以出现神经症性症状，尤其是在疾病的早期和恢复期。但它们有几个特点是神经症性障碍所不具备的：①有明确的器质性病因；②有器质性精神障碍的症状，如意识障碍（最常见为谵妄）、智能障碍、记忆障碍、人格改变等；③可有精神病性症状，如幻觉、妄想等。

2. 精神病性障碍

精神病性障碍中最需要鉴别的是精神分裂症。一些精神分裂症患者早期常表现为神经症样症状，如头痛、失眠、学习工作效率下降、情绪改变，或出现强迫症状，易误诊为神经症性障碍。精神分裂症患者常漠视自身症状，缺乏自知力，社会功能损害相对较重，伴有精神病性症状等。

3. 心境障碍

尤其是抑郁发作的患者，常伴有焦虑、强迫以及其他神经症性症状。此时的鉴别要点是心境障碍患者以抑郁（或躁狂）为主要临床相，其他症状大多继发于抑郁（或躁狂），而且情感症状程度严重，社会功能受损明显；而神经症性障碍患者虽然也可有抑郁症状，但大多程度轻，持续时间较短，不是主要临床相，未达到抑郁障碍的诊断标准。

4. 应激相关障碍

应激相关障碍的致病因素常为重大的生活事件，症状则是个体对应激事件的直接反应，患者常能意识到症状的发生和发展与事件有关，症状的表现常常与应激性事件相关。

四、神经症的诊断标准

至少有下列1项：恐惧；强迫症状；惊恐发作；焦虑；躯体形式症状；躯体化症状；疑病症状；神经衰弱症状。社会功能受损或无法摆脱的精神痛苦，促使其主动求医。符合症状标准至少已3个月，惊恐障碍另有规定。

五、神经症性障碍的治疗原则

由于病因及发病机制不明确，神经症性障碍的治疗是对症治疗。药物治疗对于控制神经症性症状有效，但心理治疗在神经症性障碍的治疗中有重要作用，药物治疗与心理治疗的联用是治疗神经症性障碍的最佳办法。

（一）药物治疗

治疗神经症性障碍的药物种类较多，如抗焦虑药、抗抑郁药以及促神经代谢药等。药物治疗系对症治疗，优点是控制靶症状起效快。但用药前一定要向患者说明所用药物的起效时间及治疗过程中可能出现的不良反应，使其有充分的心理准备，以增加治疗的依从性。否则许多神经症性障碍患者可能因求效心切或因过于敏感、焦虑、疑病的性格特征而中断、放弃治疗或频繁变更治疗方案。

（二）心理治疗

不同的心理学流派对神经症发病机制有不同的解释和治疗方法。然而，经过几十年的实践与发展，心理治疗技术逐渐通过整合、折中合作，融合成较广泛、综合和实用的模式，认知行为治疗和人际关系治疗是目前较为有效的治疗。治疗不但可以缓解症状，而且能帮助患者学会新的应激策略和处理未来新问题的技巧。

第二节　焦虑症及其护理

一、概述

（一）概念

焦虑症（anxiety）又称焦虑性神经症（anxiety neurosis），以焦虑、紧张、恐惧的情绪障碍，伴有自主神经系统症状和运动不安等为特征，并非由于实际的威胁所致。且其紧张惊恐的程度与现实情况很不相称。临床上分为广泛性焦虑和惊恐发作。

（二）临床表现

1. 广泛性焦虑

广泛性焦虑又称慢性焦虑症，占焦虑症的57％。主要临床表现如下所述。

（1）心理障碍　表现为客观上并不存在某种威胁或危险和坏的结局，而患者总是担心、紧张和害怕。尽管也知道这是一种主观的过虑，但患者不能控制使其颇为苦恼。此外尚有易激惹、对声音过敏、注意力不集中、记忆力不好。由于焦虑常伴有运动性不安，如来回踱步，或不能静坐。常见患者疑惧，两眉紧锁，两手颤抖，面色苍白或出汗等。

(2) 身体症状　自主神经功能以交感神经系统活动过度为主，如口干、上腹不适、恶心、吞咽困难及头晕、出汗、面色潮红等。

(3) 运动症状　与肌紧张有关，有紧张性头痛，常表现为顶、枕区的紧压感；肌肉紧张痛和强直，特别在背部和肩部；手有轻微震颤，精神紧张时更为明显。另外有不安宁、易疲乏及睡眠障碍等。

2. 惊恐发作

惊恐发作又称急性焦虑症，据统计约占焦虑症的 41.3%，故并不少见。急性惊恐发作时，常有明显的自主神经症状，如心悸(占 92.3%)，有强烈的心跳、呼吸困难(占 84.6%)、胸闷、胸痛、四肢发麻，甚至不能控制的发抖、出汗。因此患者惊恐万分，似有濒死之感。发作时短则 1～20 min，长可达数小时，有时发作后可以卧床不起，数日后恢复。

有学者对焦虑症患者追踪统计有 1/3 的患者病程在半年到 2 年。2/3 的患者在 2 年以上。41%～59%的患者痊愈或好转，少数患者预后欠佳。

(三) 治疗

1. 广泛性焦虑

药物治疗不是首选治疗手段，如果心理咨询后仍持续存在明显的焦虑症状可用药物治疗。

(1) 药物治疗　苯二氮䓬类，如阿普唑仑可诱导入眠，减轻焦虑，但应注意长期服用导致药物依赖。SSRI 类也可应用，用 β 受体阻滞剂有利于控制患者身体症状。

(2) 心理治疗　支持心理治疗，行为疗法。

(3) 其他疗法　生物反馈疗法、音乐治疗等与药物联合应用。

2. 惊恐发作

药物对惊恐发作有明显效果，一般应在药物控制惊恐发作和焦虑的基础上适当配合心理治疗。

(1) 药物治疗　如发作不频繁以及发作有限的患者，短期使用抗焦虑药治疗会有所帮助。常用苯二氮䓬类药物、β 受体阻滞剂、三环类抗抑郁剂和单胺氧化酶抑制剂。

(2) 心理治疗　支持心理治疗、放松疗法、行为疗法等均可配合选用。

(3) 避免不必要的检查或药物及非精神科会诊。

二、焦虑症的护理

案　　例

患者，男性，46 岁，已婚，外企工作，因焦虑不安求助。

患者在一家外企驻某市办事处任负责人，已十余年。老板为美国人，常住美国，有时来本市。经营业务的内容是在本市组织货源，用集装箱海运到美国销售。前几年生意好做，自己的薪水较高，房子车子都有了。妻子做中学老师，夫妻感情好，女儿正在上高中，学习优异。自暴发经济危机以来生意大不如前，老板似有不满之意，但是市场变化很复杂，自己虽然很努力，也不尽如人意。逐渐感到生意不会再有起色，忧心忡忡。有时担心货运船只会不会中途沉没，又担心美国老板会突发某种疾病不治身亡。有时想到虽然现在夫妻恩爱，等到将来退休白发苍苍之时，妻子是否会离开他（没有迹象表明妻子对婚姻不满），又想到女儿考上大学后要面临工作择业和谈婚论嫁等诸多困难，担心自己是否是个"好父亲"，还经常担心父母的健康，父亲确实在2年前患过一次心肌梗塞，但现在感觉良好。担心同事是否喜欢自己。头痛、失眠、心慌、胸闷、烦躁，半夜醒来常是一身大汗，坐立不安，吸烟量明显增加。睡不着觉就只好起来在房间里走来走去，服用安定有些效果，但又怕长期服用会成瘾依赖。虽然自己认识到这些忧虑往往都无事实根据，但是不能控制它。一年多来，已很少参加社交活动。

心理测验结果：

SCL－90：躯体化2.32，强迫2.42，人际关系2.08，抑郁2.55，焦虑2.91，敌对1.91，恐怖1.82，偏执1.88，精神病性1.94，其他2.38。

SAS：总粗分56，标准分70。

【护理程序】

（一）护理评估

1. 评估主观资料

1）担心自己的生意、家人及老板的健康、女儿的未来、自己的婚姻关系等。

2）因为担心所致头痛、失眠、心慌、胸闷、烦躁。

2. 评估客观资料

半夜醒来常是一身大汗，坐立不安，吸烟量明显增加。近1年来已很少参加社交活动。

3. 评估相关因素

SCL－90测试焦虑因子分相对最高，为2.91。根据SCL－90评价标准，因子分大于2.0即筛选为阳性；SAS标准分70，达重度焦虑水平。

（二）护理诊断

1）睡眠障碍　与紧张、担心有关；

2）潜在的惊恐发作　与极度焦虑有关。

3）潜在的自杀自伤行为　与自我价值感下降有关；

（三）护理目标

1）能认识焦虑的表现和应对方式，如恰当地宣泄自己的焦虑情绪，减轻痛苦。

2）在心理和生理上的舒适感增加。

3）能运用有效的应对机制控制焦虑。

(四) 护理措施

1. 安全和生活护理

1) 提供安静舒适的环境,减少外界刺激。加强对患者的安全护理。

2) 鼓励参加较简单、容易完成、喜欢并可以自控的活动。减少白天卧床时间,增加活动内容,如鼓励患者参加适当的集体活动,转移其注意力,减少对焦虑因素的过分关注。尊重患者,允许保留自己的私人空间和尊重其隐私。

3) 对失眠患者按有关护理程序给予适当处理。

2. 心理护理

1) 鼓励患者回忆或自己描述焦虑时的感觉,接纳患者的焦虑感受,与患者讨论处理焦虑的方式,争取病友、家庭和社会支持。

2) 与焦虑患者谈话,要语速慢,态度和蔼,提问要简明、扼要,着重当前问题,并给予简洁明确的指导。如对患者解释其不适的原因来自于焦虑情绪,并配合适当的检查,证明其躯体健康,解除疑虑。

3) 表示对患者的理解和同情,对患者当前的应对机制表示认同、理解和支持。不要与患者采取的防卫行为进行辩论,但不轻易迁就。需鼓励患者按可控制和可接受的方式表达焦虑、激动和愤怒,如允许自我发泄(例如来回踱步、谈话、哭泣等)。

4) 在患者因躯体不适而痛苦时,酌情陪伴并帮助患者减轻或解除不适。教会患者放松技术,有条件时进行认知重建训练,使其与医生合作进行反馈治疗,并明确表示有希望治愈。

5) 患者主诉躯体不适要注意倾听,避免过分提供照顾,要及时发现躯体症状先兆,酌情提供安慰。

3. 特殊护理

1) 有时焦虑、惊恐发作患者可出现自杀、自伤、不合作、冲动行为等,必须适当限制,加强巡视,掌握其发生规律,并预见到可能发生的后果。对有明显危险时应严加防范,其活动应控制在工作人员视线范围内,并认真交接班。对医嘱严防的患者必要时设专人护理,禁止单独活动与外出,禁止在危险场所逗留,外出时应严格执行陪伴制度。

2) 一旦发生自杀、自伤或受伤等意外,应立即隔离患者,与医生合作实施有效抢救措施。对自杀、自伤后的患者,要做好自杀、自伤后心理护理,了解其心理变化,以便进一步制订针对性防范措施。

3) 焦虑发作时一定要陪伴在患者身旁,增加患者的安全感。

4) 焦虑可传播,应限制与其他焦虑患者接触,并防止将医护人员的焦虑传给患者。

5) 遵医嘱给抗焦虑药,让患者明白药物的作用,注意观察药物治疗作用与不良反应。

4. 健康教育

减少患者或家属因模糊观念而焦虑、抑郁,如帮助患者了解疾病知识,以免患者担心疾病会演变成精神病。指导家属配合治疗护理,并做好患者出院后家庭治疗护理,防止复发。

(五) 护理评价

1) 焦虑情绪是否减轻,情绪是否稳定。

2) 睡眠善是否得到改善。

3）患者及家属对疾病知识是否了解。

4）患者对事物的认知是否得到提高警惕。

第三节　疑病症及其护理

一、概述

（一）概念

疑病症(hypochondriasis)又称疑病性神经症(hypochondriacal neurosis)，主要是指患者担心或相信患有一种或多种严重身体疾病的持久的先占观念，患者诉身体症状，反复就医，虽然反复医学检查和医生的解释证明没有相应疾病，也不能打消患者的顾虑，常伴焦虑和抑郁。对身体畸形的疑虑或先占观念也属于本症。本障碍男女都有，无明显家庭特点(与身体化障碍不同)，常为慢性波动性病程。

（二）临床特点

1. 疑病的心理障碍

疑病的心理障碍有两种表现：①疑病感觉，对某部位的敏感增加，进而疑病，或过分关注。患者描述部位较含糊不清，部位不固定。②患者描述形象逼真，生动具体，认为患有某种疾病，患者本人自己也确信实际上并不存在，但要求做各种检查，要医生同情，尽管检查正常，医生的解释与保证并不足以消除其疑病信念，是一类超价观念。

2. 疼痛

疼痛是本病最常见症状，约有 2/3 的患者有疼痛症状，常见部位为头部、下腰部或右髂窝。这种疼痛描述不清，有时甚至全身疼痛，但查无实据，常伴有失眠、焦虑和抑郁症状。

3. 躯体症状

身体症状表现多样而广泛，涉及身体许多不同区域，如口内有一种特殊味道，恶心、吞咽困难、反酸、胀气、腹痛、心悸、呼吸困难，担心患有高血压或心脏病。有的患者疑有五官不正，特别是鼻子、耳朵以及乳房形状异样，还有诉体臭或出汗等。

疑病症急性起病者预后颇佳，如抑郁症和焦虑症伴有疑病症状，或在其他疾病基础上发病，则预后好。一般病程在 2 年以上者，多演变为慢性迁延。预后与下列因素有关：发病有明显精神因素，患者满怀信心，努力求治者，预后好；患者具有疑病性格，信心不足，则预后不佳。

（三）症状标准

1. 符合神经症的诊断标准

略。

2. 以疑病症状为主至少有下列 1 项

1）对躯体疾病过分担心，其严重程度与实际情况明显不相称。

2）对健康状况，如通常出现的生理现象和异常感觉作出疑病性解释，但不是妄想。

3）牢固的疑病观念，缺乏根据，但不是妄想。

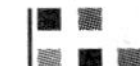

3. 反复就医或要求医学检查

检查结果阴性和医生的合理解释均不能打消其疑虑。

(四) 治疗

1. 心理治疗

(1) 支持性心理疗法　给予患者解释、指导、疏通，令其了解疾病症状有关的知识，对于缓解情绪症状、增强治疗信心有效。

(2) 精神分析疗法　帮助患者探究并领悟症状背后的内在心理冲突，对于症状的彻底缓解有效。

(3) 认知疗法　对远期疗效有帮助。

(4) 森田疗法　对缓解疾病症状，提高生活质量有效。

2. 药物治疗

患者对健康要求高，对躯体反应敏感，宜先用不良反应小的药物，且以小剂量治疗为宜。必要时给予适量抗焦虑药或抗抑郁药，往往用一种抗焦虑药(阿普唑仑、劳拉西泮、氯硝西泮等)小剂量治疗有效。

二、疑病症的护理

案　　例

患者，女性，37 岁，未婚，美容师，因腹痛近 1 年，屡治无效，近 1 个月来失眠心烦而来。

主诉：我面黄肌瘦，眼珠都发黄了，吃饭不香，消化也有问题。书上说有消化系统毛病的人会面黄肌瘦，舌苔变厚，有的眼珠也会发黄。最近我还有些心慌，有时腹痛，大医院都查遍了，能做的都做了。医生说胃镜检查就是有点胃黏膜轻度充血，诊断是“浅表性胃炎”，给开了些药吃，一点也没效果。有的医生说“胃炎”应该是上腹痛，可我是下腹痛，而且位置很不固定，有时左边，有时右边，串来串去，没有个固定地方。偶尔有些拉稀，医院给做了结肠镜，也没查出什么，医生说可能是“应激性结肠炎”。已经折腾快 1 年了，到现在花了两万多块钱，也没个准确诊断，我很着急。总怕是得了什么不治之症，早期查不出来，把病给耽误了。我想再去北京、上海查查，有病怎么会查不出来呢？还是技术水平不行。家里人也催我，让赶快把病治好，都这么大了。越催我越心烦，最近 1 个月来失眠，开始吃点安眠药还管用，现在也不行了。弄得我生意也懒得做，有医生建议我看心理医生，这和心理有关系吗？

心理测验：EPQ：E62，N75。SCL－90 结果显示躯体化 3.6，抑郁 2.1，焦虑 3.2，人际关系敏感 2.6，恐怖 2.2，偏执 2.5 其他 2.8。

【护理程序】

（一）护理评估

1. 主观资料

1）患者，女性，37 岁，未婚，家里人也着急“都这么大了”，患者多采用无效的应对方式，心理问题躯体化表现。

2）根据测试结果显示，患者外向不稳定型个性特征，存在自恋倾向、多疑、偏执等性格特点。

2. 客观资料

1）患者生命体征正常、意识清醒、营养中等偏瘦、睡眠障碍。

2）家人对她至今未婚表示着急，催促她早点看好病。

3）通过询问，患者表示对男性“过敏”是至今未婚的主要原因。

4）其社会支持系统的主要来源主要为家人及女性朋友。

5）患者家庭经济状况（如经济收入）一般、至今仍和父母住在一起。

3. 相关因素

（1）心理-社会因素　至今未婚，朋友交往少，孤独，由于身体不适生活的稳定性受到影响，缺乏安全感。

（2）病理生理因素　反复就医的结果是病情和症状未得到实质性的改变。

（3）素质因素　此患者人格特征为敏感、多疑、主观、固执谨小慎微，对身体过分关注。

（二）护理诊断

（1）疼痛　与心理恐惧有关。

（2）恐惧　与害怕患有严重疾病有关。

（3）个人应对无效　与心理冲突或需要有关。

（4）焦虑　与害怕或想象自己患有严重疾病有关。

（5）知识缺乏　缺乏维持健康和遵从治疗的知识。

（6）感知/认知改变　与心理冲突或害怕患严重疾病而导致的错误感觉有关。

（三）护理目标

1）建立良好的治疗性人际关系。

2）患者能认识情绪和压力对身体的影响。

3）患者能认识自己的人格特征，重新认识自己、肯定自己、改善人际关系。

4）患者能认识情绪和压力与躯体症状的关系。

5）患者能在意识层面体会自己的感受，增进自我觉察，能与他人分享。

（四）护理措施

1. 安全和生活护理

1）提供安静、舒适、安全的环境，为患者焦虑、烦躁、沮丧、睡眠障碍等症状的发送创造条件。

2）帮助患者家属消除家庭不良影响。

2. 特殊护理

1）接受患者的症状，切实做好心理评估，耐心倾听患者诉说，对患者的身体症状不批判，避免患者心理受挫，保持积极的态度，表达愿意理解患者、尊重患者和与他们沟通的意愿。

2）与患者建立并保持良好的治疗性关系。躯体症状是患者保持自我完整和逃避焦虑的一种手段，因此，接纳患者为一个有价值的人，建立良好的治疗关系，同时重视其身体症状及感受，争取患者积极参与治疗，可以取得较好的治疗效果。

3）注意观察患者，从患者的谈话内容及表情中寻找焦虑信号，如不安、出汗、心跳等，将内在的焦虑提升到意识层面。

4）患者的压力源可能来自无意识的人际间的冲突，鼓励患者增进自我察觉，在意识层面会并积极表达自己的感受，客观分析身体症状和心理压力及外在压力的关系，以帮助患者减少压力。

5）分散患者对身体症状的注意力，引导患者将其对身体症状的注意力转移到参加集体活动上，从团体中使其感受被他人接纳，增加患者的自尊，促使其放弃对身体症状的关注。

3. 心理护理

1）以支持性和解释性心理护理为主，对疾病进行科学、合理的解释，寻找患者的心理因素，帮助找出使其感到压力的事件，有利于患者的康复。

2）鼓励患者多参加工娱治疗活动，转移其注意力。

3）加强患者心理素质的锻炼，矫正患者的人格缺陷，应循序渐进，不可操之过急，并争取家属的配合。

4. 健康教育

1）对患者进行疾病相关知识及药物不良反应的知识教育，增加患者的自我控制能力。

2）帮助和鼓励患者掌握放松技巧，使用引导想像、注意力转移等方法以发送症状促进患者康复。

（五）护理评价

1）患者对重大心理压力与身体症状之间关系是否充分理解。

2）患者能否对疾病正确应对。

3）患者对疾病和自我是否能正确认识，能否正确表达自我感受。

4）患者是否有能力并愿意处理焦虑以避免身体症状，独立完成自我照顾，积极参与治疗。

5）患者能否以适应性的方法调节压力并应用到生活中。

6）患者能否主动寻求和利用支持系统。

第四节　强迫症及其护理

一、概述

（一）概念

强迫症（OCD）以强迫症状为主要临床相。其特点是有意识的自我强迫和反强迫并存。二者尖锐冲突使患者焦虑和痛苦，患者体验到观念或冲动系来源于自我，但违反自己意愿，虽极力抵抗，但无法控制。患者意识到强迫症状的异常性，但无法摆脱。女性发病率略高，通常都在25岁前发病。病程迁延者可以仪式动作为主而精神痛苦减轻,但社会功能严重受损。

(二)临床表现

1. 以强迫思想或强迫思维为主的临床相

常见有强迫怀疑、强迫联想、强迫性穷思竭虑、强迫回忆等。

(1) 强迫怀疑　是指患者对自己言行的正确性反复产生怀疑,明知毫无必要,但难以摆脱。如寄信时怀疑是否已经签名,丢进信筒后又怀疑是否写错住址等。

(2) 强迫联想　是指见到一句话或一个词,或脑海中出现一个观念,便不由自主联想起另一个观念或词句。如联想的观念或词句与原来意义相反,则称强迫性对立观念。

(3) 强迫性穷思竭虑　是指对日常生活中的一些事情或自然现象,反复思索,刨根问底,明知缺乏现实意义毫无必要,但不能控制。如反复思考树叶为什么是绿色的,1+1 为什么等于 2 等。

(4) 强迫回忆　是指患者对经历过的事件,不由自主地在脑海中反复呈现,无法摆脱,感到苦恼。如果这种回忆达到表象程度,称为强迫表象。

2. 强迫情绪

对某些事物不必要地担心或厌恶,明知没有必要,但无法摆脱。

3. 强迫意向

反复体验到想要作某种违背自己意愿的动作或行为的强烈内心冲动。知道没有必要,努力控制自己不做,但难以摆脱这种冲动,也称为强迫性害怕丧失自控能力。

4. 强迫动作和行为

强迫动作和行为常是强迫思想导致的不由自主的顺应性行为,企图由此减轻强迫思想引起的焦虑。临床常见:反复洗涤,强迫检查,强迫询问,强迫性仪式动作。如仪式动作或行为导致行动缓慢,称为强迫性迟缓。例如反复看书的第一行,不能继续往下阅读。

5. 自知力

患者对强迫症状有一定的自知力,知道这类思维或行为是不合理的或不必要的,试图控制又未能成功。

6. 病程与预后

强迫症多在青少年或成年早期无明显原因缓慢起病,病程迁延,症状可因某些应激因素而加重。一般而言,1 年后约 2/3 的患者症状缓解,病程超过一年者,病情往往波动不已。对症状极重而住院治疗者随访发现,在 13～20 年后有 3/4 患者无变化。预后不佳的主要影响因素是:症状严重;病前人格有严重缺损;存在持续的心理社会应激。

(三)治疗

1. 心理治疗

(1) 认知-行为治疗　是对强迫症治疗最有效的心理治疗方法。行为治疗主要运用两种方法,即暴露和反应预防。暴露是逐步的,与系统性脱敏相似,或者是更快捷的满灌法,逐渐延长患者在引起焦虑环境中停留时间(如肮脏),直到患者不再对其敏感。暴露疗法用于缓解患者在害怕环境中的焦虑反应,而反应预防主要是让患者面对恐怖环境不作出强迫性反应,如对于强迫怀疑的患者,教其学会停止反复思考出门是否锁门等问题。

(2) 森田疗法　对强迫症治疗有效,特别在患者症状改善幅度较大。患者对治疗精神领悟越深刻,远期疗效越好。

2. 药物治疗

1) 氯丙咪嗪治疗量平均每日 150～250 mg(片剂),必要时可加用拟 5－HT 药物,以提高疗效。

2) 强迫症需要较长的治疗时间,一般需应用治疗剂量治疗 10～12 周。

3) 严重病例或难治病例,约 40%患者对 SSRI 治疗反应欠佳可考虑其他治疗方法,如静注氯丙咪嗪或转神经外科治疗。

二、护理

案　例

患者,女性,28 岁,医生,未婚。自诉 12 岁时因急性阑炎施行过阑尾切除手术,24 岁被诊断为"甲状腺功能亢进",治愈后仍遵医嘱定期复查"T_3、T_4"等指标均正常。父母为农民,兄姐 6 人,她排行最末。经详细询问,其父母无人格和其他神经症性障碍,家族无精神疾病史。

她幼时家境较困难,父母经常吵架,哥姐文化程度不高,小学到高中她的成绩一直很好,并任班干部。她认为只要自己成绩好,父母、老师就不再对她更多要求。在上大学期间,她与同学相处尚可,未谈过恋爱。

参加工作 4 年后,与科里比她小 3 岁的男医生确定了恋爱关系。但 2 个月前,相处约 8 个月的男友主动提出分手。对此,她不能接受,在宿舍躺了 3 天,整日以泪洗面,逢人就诉说心中的委屈。对于小妹们的劝说,她觉得苍白、无力,尤其是看到她们的男朋友有说有笑时,就觉得那些男人的嘴脸都很虚伪,心里更加难受。上班后每当看到他的身影,就会想起二人在一起的日子,整天心神不定,白天恍惚,夜里常常失眠。写病历时总是走神,平时 20 min 就能写好的病历,现在半天都写不好。最难受的是近两周又发生了新的毛病,总忍不住要去开关科室里储存药品的冰箱。这件事是因为有一次,她开冰箱拿药品时,正好科主任从身旁路过。她想:我不能因个人问题影响工作,做事一定不能出错。在拿过药关好冰箱门后担心没关好又反反复复开关了几次,但还是不放心。一个半天,前后又开关了十多次。有时下班后回到宿舍想起那冰箱,也忍不住又得去科室,再次操作。明知道并没有必要,但就是控制不住自己,心情更加痛苦。

现在快过春节了,不明就里的家人要她带男友回去,并希望早些把婚事办了。她想到父母年事已高,自己不能将此事办好,生活一团糟,很不忍心让两位老人再为自己操心,越想越着急、懊丧、自责。现经同事提醒前来咨询,迫切希望得到心理咨询师的指导,让自己振作起来。

实验室及神经系统检查无特殊发现。

EPQ：P：55 分；E：40 分；N：60 分；L：50 分。

SCL－90：躯体化 1.71，敌意 0.91，强迫 3.24 恐怖 1.97 人际敏感 2.41 妄想 0.62 抑郁 2.18 精神病性 0.71 焦虑 2.32 其他 1.85。

【护理程序】

（一）护理评估

1. 评估主观资料

内心痛苦，无法正常面对同事、朋友，对家人无法交代。

2. 评估客观资料

失眠，上班不能专心工作，工作效率明显下降，总担心冰箱门没关好。

3. 评估相关资料

SCL－90 测试强迫因子分相对最高，为 3.24. 根据 SCL－90 评价标准，因子分大于 2.0 即筛选为阳性；EPQ 测验结果为内向不稳定型的抑郁质人格特征。

（二）护理诊断

（1）睡眠障碍　与失恋所致的内心焦虑、痛苦有关。

（2）焦虑　与频繁开关冰箱及自认为年龄大了，婚事告吹，无法面对同事、家人有关。

（3）知识缺乏　与缺乏正确的应对方式及恋爱观有关。

（三）护理目标

1）建立良好的护患关系。

2）能自觉执行相关的行为治疗措施。

3）患者能运用“合理情绪疗法”进行自我认知的调整。

（四）护理措施

1. 安全和生活护理

为患者营造安静、舒适、安全的环境，为患者焦虑、烦躁、沮丧、睡眠障碍等症状的改善创造条件。

2. 心理护理

1）建立良好的护患关系，及时引导患者思考并调动其情绪向积极的方面转化。

2）耐心倾听，对患者当前的情绪反应表示认同、理解，鼓励患者按可控制和可接受的方式表达内心的激动和愤怒，允许其适当发泄。

3）鼓励患者多参与集体活动，以转移注意力。

3. 特殊护理

1）及时评估其心理状态，注意运用倾听技巧，表示理解患者的遭遇并让她体验到受尊重。

2）适时引导患者进行认知调整，当不良情绪产生时帮助患者找出不合理的信念，从而有利

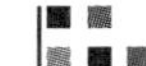

于患者更容易领会其不合理信念、不良情绪及强迫行为之间的关系。

3）当强迫意念产生时，鼓励患者及时施行行为治疗措施。及时肯定患者的进步，以使得良性情绪及行为得到及时的正性强化。

4）与患者共同练习寻找生活、工作中可能出现的不良情绪，进行合理的认知调整训练，以巩固和加强此次治疗的远期效果。

4. 健康教育

1）对患者进行相关疾病知识的教育，增加患者对自我理解的能力。

2）教会患者放松训练的技巧及方法，如腹式呼吸法、冥想、音乐治疗、合适的体育运动等。

（五）护理评价

1）患者能否正确领会行为疗法目的和意义。

2）患者经过认知调整后能否正确应对情绪与压力。

思考题

1. 何谓神经症、焦虑症、疑病症？
2. 简述神经症性障碍的共性。

（陈武英）

第八章

癔症及其护理

学习目标

掌握 癔症概念、特点。
熟悉 癔症主要分型及临床特征。
了解 癔症患者的护理程序。

第一节 概 述

一、概念

癔症(癔病)或称歇斯底里(hysteria),指一种以分离症状(部分或完全丧失对自我身份识别和对过去的记忆,CCMD-3称为癔症性精神症状)和转换症状(在遭遇无法解决的问题和冲突时产生的不快心情,以转化成躯体症状的方式出现,CCMD-3称为癔症性躯体症状)为主的精神障碍,这些症状没有可证实的器质性病变基础。在ICD-10中,癔症(hysteria)的概念已经被废弃。取而代之的是分离(转换)性障碍,疾病共同特点是丧失了对过去的记忆、身份意识、即刻感觉以及身体运动控制四个方面的正常整合。

本障碍有癔症性人格基础,起病常受心理社会(环境)因素影响,除癔症性精神病或癔症性意识障碍有自知力障碍外,自知力基本完整,病程多反复迁延。常见于青春期和更年期,女性较多。

一般认为癔症的预后较好,60%~80%的患者可在一年内自发缓解。若病程超过1年者,可能要持续多年。国内学者报告的印象,分离型癔症持续时间短,易复发,转换型癔症病程长,复发少,一般预后良好。

二、病因与发病机制

(一) 遗传

临床遗传病学研究结果颇不一致。家系研究发现男性一级亲属的患病率为2.4%,女性一级亲属的患病率为6.4%。

(二) 心理因素

1) 对应激性事件的经历和反应是引发本病的重要因素。如经历战争等。

2) 幼年期的创伤性经历,如遭受精神、身体或性的虐待。

3) 个体在人格方面具有的暗示性、情感性、自我中心性、表演性、幻想性等特征,是本障碍发生的重要人格基础。

(三) 社会文化因素

社会文化对癔症的患病率和症状的表现形式有较大的影响。

三、主要分型及临床特征

(一) 分离障碍(dissociation disorder)

(1) 意识障碍(disturbance of consciousness) 或称意识改变状态,常为意识活动的狭窄,意识朦胧状态,或“昏睡”。

(2) 情感暴发(emotional outburst) 常在精神刺激后急起表现以尽情发泄为特点,如号啕大哭,或时而大笑,大吵大闹或声嘶力竭吐露愤懑等。

(3) 遗忘(amnesia) 常表现为发作后的局限性或阶段性遗忘,患者常不能回忆某一段时间的生活经历,甚至否认既往的生活和身份。

(4) 神游症(fugue) 不仅记忆力丧失,且从原地出走,当发现则否认全部经历,甚至否认其身份。

(5) 癔症性痴呆(hysterical dementia) 又称假性痴呆,给人的印象是广泛性智能损害,或最容易的记忆测试患者的回答仍错误百出。有时显得特别幼稚举止似儿童样,称童样痴呆。

(6) 身份识别障碍(disturbance of identification) 癔症患者有时在不同时间以不同身份出现。此时患者一反常态,变成另一个人,当一种身份出现时,另一种身份则被忘记。

(7) 其他分离型癔症 如中国农村的所谓“走阴间”,认为鬼神附体,患者以死人的口气说话,似也属身份识别障碍。

(8) 癔症性精神病(hysterical psychosis) 有明显的精神创伤,常急性起病,有意识障碍。

(二) 转换型障碍(conversion disorder)

(1) 感觉障碍(sensory disorder) 包括感觉缺失,感觉过敏和感觉异常。常见有偏侧感觉麻木,诉从头到足的偏侧身体麻木,以正中为界线。

(2) 癔症性失明(hysterical blindness) 可表现突然双目失明或弱视,但对光反应良好,眼底正常,无眼器质性疾病证据。有的患者视野呈同心型缩小,称管视。

(3) 癔症性耳聋(hysterical deafness) 在强烈的精神因素影响下,突然失去听力,缺乏器质性耳聋的证据。如声音来自背后可引起瞬目反应等。

(4) 癔症性抽搐(hysterical seizures) 常因心理因素引起,发作时常突然倒地、全身僵直,呈角弓反张,四肢不规则抖动,呼吸急促,呼之不应,有时扯头发、撕胸衣等。

(5) 癔症性瘫痪(hysterical paralysis)　以单肢瘫、偏瘫多见。常有明显的身体诱因，如外伤、术后、身体疾病后等。

(6) 癔症性失音(hysterical obmutescence，mutism)　并不伴有唇、舌、腭或声带的任何器质性障碍。患者保持不语，常用手势或书写表达自己的思想。但可以正常咳嗽，检查声带正常。

(7) 其他转换型障碍　如癔症性震颤表现为粗大的、不规则的全身抖动。注意集中时，或别人看到时明显加剧，相反分散注意时则减轻。

(三) 躯体性障碍

躯体性障碍(Briquet syndrome)由 St. Louis 精神病学者提出。此类患者常起病于 30 岁以前，多为女性。诉多种躯体症状，描述时模糊不清，变化不定，夸张，并无身体疾病的证据。可持续多年，一般病程至少 2 年常见的有腹痛、呕吐、背痛、关节痛、四肢痛及头痛等，女性患者常诉月经不调、过多及缺乏性高潮等。

(四) 其他形式的癔症

流行性癔症(epidemic hysteria)、分离型癔症或转换型癔症可发生在一组人群中，呈集体发作。

四、治疗

早期充分治疗对防止症状反复发作和疾病的慢性化十分重要，应予以强调。

(一) 心理治疗

1. 暗示疗法

暗示疗法是消除转换障碍的有效措施，特别适用于急性起病的患者。可分为觉醒时的暗示和催眠暗示两种。

2. 催眠疗法

除用于增强暗示感受性，消除转换症状外，尚可用以治疗分离性遗忘症、多重人格、缄默症、木僵状态，以及情绪受到伤害或压抑的患者。

3. 解释性心理疗法

解释性心理疗法主要目的在于：引导患者正确认识和对待致病的精神因素，认识疾病的性质，帮助患者分析修改存在的缺陷，以及克服个性缺陷的途径和方法。

4. 家庭疗法

家庭疗法当患者家庭关系因疾病受到影响，或治疗需要家庭成员配合时，宜采用这一治疗方法，以改善患者的治疗环境，取得家庭的支持。

(二) 药物治疗和物理疗法

1. 药物治疗

癔症性精神病状态或痉挛发作时，很难接受正规的心理治疗，可用盐酸氯丙嗪 25～50 mg 肌内注射；或安定 10～20 mg 静脉注射，促使患者入睡。有的患者醒后症状即消失。急性期过后，精神症状仍然明显者，可采用盐酸氯丙嗪口服给药。

2. 物理治疗

针刺或电兴奋治疗对转换性瘫痪、耳聋、失明、失音或肢体抽动等功能障碍，都可有良好的效果，但应注意配合语言暗示。

第二节　癔症案例及护理

一、癔症案例

案　例

患者，女性，32岁，大专毕业，乡村干部，已婚。行走不能近2年。

患者于2年前行第2次剖宫产＋输卵管结扎术，手术中听到医生讲了一句什么已“夹断”了。虽手术顺利，但术后患者感下肢麻木，不能动弹。抬回家后卧床数周。此时患者仔细回忆，记得手术过程中，是站在手术台左侧的医生讲了一句什么被“夹断”了。日后自觉左腿仍然沉重，右腿始恢复。以当地医院针灸、理疗，半年后可下地扶杖行走，右腿基本如常。某日听医生讲：“半年不走，好腿也会瘫”，遂行走日感吃力，终又双腿不能动弹，卧床至今。

素健，偶有痛经。幼时发育与常儿无异。参加工作后工作主动积极、热情很高，由于其主管的计划生育方面工作较难开展，特别是农村重男轻女思想相对较重。为更好地开展工作，患者在生育两个女孩后遂带头做了输卵管结扎手术。家族史不详。

体格检查：一般情况可。双下肢肌肉轻度萎缩，左侧较明显。双下肢仅能在床上作横向移动，肌张力未见明显改变。双侧膝反射(＋＋)、双侧踝反射(＋＋)、腹壁反射存在，未引出病理征，余神经系统未见异常。

神经检查：意识清楚、合作、求医迫切。未查获幻觉、妄想。无智能障碍。

实验室检查：血钾：3.7 mmol/L；血沉：9 mm/h。

骨盆X片未见异常。

肌电图报告：未诱发出纤颤波，收缩时80%为双相波，波幅0.7～1 mV。

EPQ：P：45分；E：65分；N：60分；L：65分。

SCL－90：躯体化3.1；强迫0.4；人际敏感2.0；抑郁2.1；焦虑2.3；敌意0.9；恐怖1.1；妄想0.2；精神病性0.7；其他1.7。

经诱导治疗合并电按摩1次，已能起床，扶杖行走。继续给以肌电反馈治疗24次，可独立行走，但步态欠稳。查双下肢肌力Ⅳ级。

诊断：1. 癔症(转换型)。

2. 双下肢废用性肌萎缩。

二、护理

【护理程序】

（一）护理评估

1. 评估主观资料

疾病发作与手术体验及就医时医生的言语有关，患者听到了医生有关手术的讲话。

2. 评估客观资料

剖宫产手术多为硬脊膜外腔＋蛛网膜下隙神经阻滞麻醉，术中产妇神志多处于清醒状态，主刀医生与第一助手就手术本身会有简短交流话语，让产妇误解了。

3. 评估相关因素

1）生活自理能力部分丧失。

2）心理测试结果EPQ为外向不稳定型的胆汁质人格特征，SCL－90中躯体化因子分最高为3.1分。

3）实验室检查结果血钾、血沉正常。

（二）护理诊断

（1）有废用综合征的危险　与癔症性瘫痪有关。

（2）生活自理能力下降或丧失　与双下肢不能行走有关。

（3）知识缺乏　缺乏疾病的相关知识。

（三）护理目标

1）双下肢不能正常行走期间，患者在监护下无意外跌倒发生。

2）患者住院期间不出现肌肉萎缩及便秘、褥疮等并发症。

3）在接受健康教育指导后，患者能客观评价自身性格缺陷，或有完善人格的愿望和行为改变。

（四）护理措施

1. 安全和生活护理

1）提供安静、舒适的环境。由于患者富有暗示性，护患交流时尤其注意语言表达。

2）加强观察和关心患者，应用暗示性言语引导、鼓励患者循序渐进地加强自主功能训练。

3）让患者参加文体活动，以娱乐性游艺为主，使患者在松弛的氛围中分散注意力，避免对疾病过分关注。

2. 心理护理

1）建立良好的护患关系。谈话时，提问要扼要，态度和蔼，注意倾听，着重当前问题，给予简明的指导。

2）每天定时接触患者，分析癔症症状和焦虑等心境的原因和危害，使患者认识到对自身病症的过度关心和忧虑无益于健康恢复。应用支持性语言帮助患者渡过困境，辅导患者有效地应对困难。

3）选择适当时机，结合检查的正常结果，使患者相信其障碍并非器质性病变所致，积极配合治疗。针对其自我为中心的特点，加强心理疏导。

4）协助医生教会患者放松技术，与医生合作做好催眠、暗示治疗、行为治疗、反馈治疗等。

3. 特殊护理

1）无论在哪里，最好要做到有专人看护，保证患者安全。

2）强化疾病可以治愈的观念，谈话应慎重，以免引起患者反感或误解，导致症状加重。

4. 健康教育

1）使患者和家属对癔症有正确的认识，消除 模糊观念引起的焦虑、抑郁，强纠正担心疾病会演变成难以治疗的精神病的错误观念。

2）应让家属理解患者的痛苦和困境，既要关心和尊重患者，又不能过分迁就或强制。

3）协助患者合理安排工作、生活，督促家属帮助患者恢复社会功能。

（五）护理评价

1）患者情绪是否稳定。

2）生活自理能力是否有所提高。

3）患者及家属是否对该病知识有所了解。

思考题

1. 何谓癔症、分离症状、转换症状。

2. 简述癔症的临床特征。

3. 就本章所述案例，试分析出该患者所呈现的分离症状及转换症状。

（陈武英　李建华）

第九章

器质性精神障碍患者的护理

学习目标

掌握 AD、精神活性物质、依赖、戒断综合征的概念。

熟悉 AD、酒精及阿片类物质所致依赖与戒断综合征的临床表现，护理评估、护理诊断、护理措施及健康教育。

了解 其可能的病因、发病机制、诊断、鉴别诊断、治疗原则、预防及器质性精神障碍的分类。

器质性精神障碍是指脑部等有明显病理改变的精神障碍。根据目前国际国内的精神疾病分类与诊断标准，器质性精神障碍分为脑器质性精神障碍、躯体疾病所致的精神障碍、精神活性物质与非依赖性物质所致的精神障碍三大类。

1. 脑部器质性疾病或损伤引起的精神障碍

脑部器质性疾病或损伤引起的精神障碍包括脑变性或退化性病（如阿尔茨海默病；Alzheimer's Disease, AD）、脑炎、脑肿瘤、脑血管病、脑外伤、癫痫等引起的精神障碍。其特点是脑部存在肯定的病理性或损伤性结构变化。这种变化与精神异常之间的因果关系一般比较明显与确定。

2. 脑部以外的各种躯体疾病有关的精神障碍

脑部以外的各种躯体疾病有关的精神障碍如心、肝、肺、肾等脏器疾病，内分泌病、代谢疾病、颅外感染性疾病等疾病过程中所伴发的精神障碍。其特点是颅内只有一些程度较轻的非特异性病理变化，如水肿、充血等；或只有亚细胞性质的改变，包括神经化学或神经生理失调等。一些老的文献称之为症状性精神病，即指这些精神异常是原发躯体疾病的症状之一。

3. 精神活性物质与非依赖性物质所致精神障碍

精神活性物质与非依赖性物质所致精神障碍包括药物或其他外源物质（如某些农药、金属等）中毒所致的精神障碍（原称中毒性精神疾病）；成瘾物质引起的心理与行为异常（如酒瘾、麻醉药瘾等）；以及成瘾物质戒断过程中出现的精神异常。

由于脑器质性疾病中的阿尔茨海默病（AD）最常见以及精神活性物质所致精神障碍近年来有增多的趋势，故本章只介绍这两种疾病的相关内容。

第一节　阿尔茨海默病

一、概述

(一) 概念

阿尔茨海默病是一种中枢神经系统原发性退行性变性疾病，常起源于老年或老年前期，缓慢起病，逐渐进展，临床以痴呆综合征为主要表现。有资料显示，在临床痴呆病例中，AD占50%～75%以上。

(二) 病因与发病机制

本病的病因与发展机制目前尚未阐明，近年来的研究认为，阿尔茨海默病可能是一种家族遗传性疾病。另外，本病还可能与正常衰老过程的加速、铅或硅等物质的脑内蓄积中毒、免疫功能低下和衰竭、机体解毒功能减弱、慢性病毒感染以及脑部外伤等因素有关。各种心理社会因素如丧偶、独居、经济窘迫、动荡不定、低教育水平等亦可称为发病诱因。

病理检查可见大脑皮质萎缩，神经元大量减少。另可见特征性的老年斑，神经元纤维缠结，颗粒性空泡小体等病变。生化检查则可见脑部的胆碱乙酰化酶及乙酰胆碱含量显著减少。

(三) 临床特征与分型

AD起病缓慢，60岁后发病率高。女性多于男性约2∶1。表现为痴呆综合征。

1. 早期表现

1) 最早的症状常为近记忆力下降。如表现为记不住定好的约会与任务，记不起近期发生的事件，患者常采取措施弥补，如记笔记。但远记忆力受损不明显，仍记得诸多往事。

2) 学习新知识，掌握新技能的能力下降。

3) 由于对自己疾病有自制力，所以常出现苦恼，焦虑，易激惹等心理反应。

4) 个性变化(如活动减少，兴趣下降，对周围漫不经心，不注重仪表，开一些不合时宜的玩笑，变得多疑，固执等)。

2. 中期表现

1) 近记忆力明显下降，远记忆力也受损，但瞬间记忆力受损较晚(如顺背数字)。

2) 理解、判断、计算、定向力均受损。思维失去条理性、明析性(如说话离题，缺少抽象思维)。渐发现至电报式语言，缺少形容词，思维内容日渐贫乏。

3) 由于智能与个性缺损相当严重，患者对外界常做出错误判断，极易出现妄想(不系统、片断、不持久)。

4) 行为变笨、不守规矩、控制力下降，如出现性犯罪、偷窃等行为。

3. 晚期表现

智能、人格衰退严重(人的“灵性”丧失殆尽)。①记忆力极差(事情刚过即忘，如刚穿好衣服又在找衣服穿；出门不知归家的路线。叫不出亲人的名字，不知自己的年龄，是否已结婚等。)。②个人生活料理能力丧失，进食不知饥饱，随地大小便。③言语理解与表达严重受损，可出现刻板语言，字句停顿不连贯，最终发展为失语。④行为被动，动作单调刻板，笨拙。⑤最后发展为大小便失禁、肢体瘫痪、终日缠绵床褥，最后死于感染，内脏疾病或衰竭。

临床将其分为 4 型：①老年前期型，指 65 岁以前发病；②老年型；③非典型或合并脑血管病的混合型；④其他型，患者病程平均 5～10 年，最后大多发展为严重痴呆，因并发症而死。

（四）诊断与鉴别诊断

1. 诊断要点

由于 AD 病因未明，临床诊断主要是根据家人提供详细病史、典型症状表现加上各项心理测试检查和实验室检查等来加以判断，诊断要点如下：

1）老年期或老年前期发生的进行性认知障碍。

2）以记忆尤其近记忆障碍，学习新知识能力下降为首发症状，继而出现智力减退、定向障碍和人格改变。

3）体检和神经系统检查未能发现肿瘤、外伤、脑血管病的证据。

4）血液、脑脊液、EEG 及脑成像学检查不能揭示特殊病因。

5）无物质依赖或其他精神病史。

2. 鉴别诊断

本病主要应排除脑血管病、脑炎等其他脑器质性疾病以及躯体疾病和物质中毒所致的痴呆；另外，还应与抑郁症时的假性痴呆鉴别。

（五）治疗与预防

阿尔茨海默病目前尚无特效的药物治疗方法，首先应认真做好一般生活的照料，并根据不同病情给予相应的护理。药物治疗主要包括：①一般营养支持治疗。②若患者出现妄想观念或兴奋冲动等症状，可对症使用小量抗精神病药物；若出现抑郁、焦虑、失眠等症状，可相应给予小量抗抑郁、抗焦虑和催眠药，用药期间应该注意药物不良反应发生。③选用改善认知功能和促脑代谢药物，神经肽类等，但效果不肯定。

本病应早期发现，早期诊断及治疗，并应加强护理，积极预防意识障碍和躯体合并症的发生，一旦出现应及时处理。

二、护理

案　　例

患者，女性，66 岁，大学本科，汉族，退休教师，已婚。患者于 3 年前无明显诱因渐起记忆减退，做事丢三落四，常忘记刚做过的事和刚讲过的话，刚刚收拾好的东西转眼就忘记放在那里了，在家不是找不到眼镜就是找不到钥匙，家人以为是年老所致，未予特殊处理。随着时间的推移，患者的记忆减退日渐严重，常忘记炉子上正在烧水，并因此烧坏了多个水壶，幸好被家人及时发现而未引起火灾酿成大祸。近一年来陈某的脾气渐变得暴躁、自私、多疑敏感，常为小事与家人发脾气、骂人，不关心子女，找不到东西就怀疑被儿子儿媳偷了，一旦东西找出又认为是儿子儿媳偷偷地放了回来。对以前喜好的社交活动也没有兴趣，无法回忆老朋友的姓名，不再看电视、看报，不再关心国家大事，整天在家翻箱倒柜找东西，把家里弄得乱七八糟，家人再三劝阻也不听。最近两个月陈某变得更加不可理喻，怀疑丈夫有外遇，其根据就是在家看到镜中的自己，就说镜中的女人是她丈夫带回家的相好者，每天纠缠丈夫承认所谓的相好，常用粗话谩骂丈夫，甚至动手殴打丈夫，只要丈夫和别的女性说话，就会认为丈夫和她们有暧昧关系，就会动粗。家人无法管理，送其入院。患者家庭成员相处和睦，幼年发育良好，童年无不良遭遇，发病之前性格内向，待人温和，少语，不善与人交际，易多愁善感，无特殊兴趣爱好和嗜好，工作能力强，人际关系一般，60 岁退休在家。家族中父母联系三代无精神疾病史。入院后体格及神经系统检查：无阳性体征。辅助检查：血尿常规检查、生化全套、肝功能、甲状腺功能、胸透正常。心电图(ECG)：窦性心律，T 波异常。脑电图(EEG)：广泛中度异常。经颅多普勒(TCD)：左侧大脑中动脉流速偏低；椎-基底动脉血流速偏低。头颅 MRI 扫描：脑萎缩。心理量表测评：简易智力状态检查(MMSE)：10 分；Hachinski 缺血指数量表(HIS)：2 分。精神检查：丈夫及儿女陪同下走进病区，仪表与其年龄、文化及经济水平不相称，外着新衣，数件内衣长短不一，袖口有较大磨损，对医护人员有抵触，不愿意别人碰她东西。意识清楚，接触被动，回答问题能扣题但不完全正确，有被窃妄想、嫉妒妄想、智能减退、记忆障碍。医疗诊断：阿尔茨海默病。

【护理程序】

(一) 护理评估

1. 评估主观资料

患者，退休教师，幼年发育良好，童年无不良遭遇。发病前性格内向，温和，少语，无特殊兴趣爱好，工作能力强，人际关系一般；发病后脾气变得暴躁、自私、多疑敏感。患者家庭成员相处和睦，家属关心患者，陪同入院，经常探视患者。

2. 评估客观资料

患者体格检查、神经系统检查正常。生命体征在正常范围，入院时血尿常规、血生化全套、肝功能、甲状腺功能胸透结果均在正常范围内。心电图结果示 T 波异常。脑电图结果显示广泛中度异常。TCD 检查示左侧大脑中动脉流速偏低；椎-基底动脉血流速偏低。头颅 MRI 扫描示脑萎缩。精神检查：意识清楚，接触被动欠合作；有被窃妄想、嫉妒妄想、智能减退、记忆障碍。

3. 评估相关因素

患者病史 3 年，既往体健、无疾病和外伤史，家系三代无精神疾病史。本病是原发性的萎缩所致，目前意志活动消退，生活自理能力下降，第一次住院治疗。

（二）护理诊断

1）有受伤的危险：损伤、烫伤、烧伤、骨折跌倒与患者智能障碍所致自我保护能力差有关。

2）有暴力行为的危险：与幻觉、妄想有关。

3）社交障碍：与认知改变、记忆力减退、智能缺陷、判断力及定向力障碍有关。

4）认识环境受损综合征：与记忆力下降有关。

5）生活自理缺陷：与记忆和智能功能受损有关。

（三）护理目标

1）患者住院期间不发生外伤意外，不造成人与物的损害，安全度过住院期。

2）患者在住院期间清洁无异味，能在协助下进食、洗漱、更衣、如厕等。

3）患者1个月后能够配合治疗与护理、主动与人交流、积极参加一些工娱活动。

4）在护理人员的健康宣教后，患者及家属能了解疾病的相关知识，能说出预防患者走失的方法。

（四）护理措施

1. *安全和生活护理*

1）建立舒适安全的病房环境，提供方便患者自理生活的设施，减少不良环境刺激。

2）将患者置于工作人员的视线下活动，15～30 min巡视一次。

3）为患者备好洗漱用温开水，不让患者直接接触开水，以防烫伤。

4）在患者完成日常生活料理时，给予充足的时间，工作人员忌催促患者，必要时给予协助。

2. *心理护理*

1）护理人员以坦诚、尊重、温和、接纳、冷静的态度对待患者，主动与患者建立良好的护患关系。

2）体谅和分享患者的内心感受，帮助患者回忆美好及有意义的往事，并提供适当的工娱活动，让患者与病友多接触和交流。

3）经常帮助患者确认现实环境的地点、人物、时间，以维持对现实尽可能有的辨识能力，如重复带领患者熟悉环境，强化介绍生活所需的1～2个场所，如厕所间、洗漱间、床铺等；接触患者时，以姓名或头衔称呼患者，以增强自我记忆。

4）病区定期为所有患者和家属召开健康讲座时，在该患者病情允许时可以为其准备好材料，让她预习准备并讲解，以帮助其恢复一定的社会功能和记忆。

3. *特殊护理*

1）患者出现幻觉时，可设法转移其注意力，引导到患者感兴趣的现实事物上来，并给予适当安慰和良性感官刺激。在良好护患关系的基础上，告诉患者：当感到某人对自己有威胁时或听到某人要害自己时，要及时告诉工作人员，以便及时帮助患者排解。

2）患者处于激惹冲动状态时，可给予口头限制、药物控制、保护性约束，并与医生联系处理，接近患者时需二人以上同住。约束期间定时观察患者的安全、肢体血液循环、躯体舒适等情况，并满足患者营养、水分、排泄等需要。

3）引导和帮助患者诉说引起焦虑、抑郁、愤怒的原因和内心感受。教育患者学会控制情绪的方法，如愤怒时从1数到10，学会正确发泄愤怒的方法：如跑步、绞衣角、撕纸头、做操等，解释封闭管理的必要性及冲动后造成损害的后果。

4）遵医嘱正确实施药物治疗、物理治疗等。

5）康复护理鼓励患者每日坚持老年康复锻炼和参加简便工娱治疗。

4. 健康教育

1）告知患者及家属用药的注意事项、药物的不良反应以及处理方法，嘱患者定期随诊、多与社会接触、多参加适当的体育锻炼和保持乐观的情绪。

2）向患者讲解如何保护自己和预防外伤的措施，向其说明保持和获得自理能力的重要性及介绍如何适应大脑功能减退以及后遗功能障碍，使患者掌握合理的活动程度。

3）指导患者和家属防止走失的应对措施，不让患者独行或者在患者外出时胸口悬挂一老年卡，上面写有患者的姓名、年龄、家庭住址和联系方法等。

（五）护理评价

经过实施上述护理措施，目标是否实现，患者的生理问题、心理问题、精神症状是否得到改善和控制。

第二节　依赖与戒断综合征

一、概述

（一）概念

依赖与戒断综合征主要是指各种精神活性物质引起的特定的精神效应、社会精神活动下降、躯体障碍和各种精神障碍。这里不包括对待特指行为的精神依赖行为（如病理性赌博）。精神活性物质是指来自体外的可显著影响精神活动和反应的各种物质。一般精神科所讨论的精神活性物质包括乙醇（酒精）、阿片类、大麻类、镇静催眠剂、可卡因、兴奋剂、致幻剂、烟草、挥发性溶剂等。该类物质所引起或影响的精神活动的效果称为精神效应。常指的精神效应是兴奋、幻觉、欣快、疼痛减轻或麻醉等，最终大多导致成瘾。精神活性物质不当应用的直接后果就是精神活性物质的成瘾，以及由滥用或停用产生的戒断综合征。依赖是指对使用精神活性物质的强烈的无法克制的渴望，是以取得快感和避免不快感为特点的一种躯体及精神的病理状态。依赖可分为躯体依赖和心理依赖。躯体依赖表现为反复使用精神活性物质，使中枢神经系统产生生理生化改变，以致需要该物质持续地存在于体内以达到快感，而且对该物质的耐受性不断增大，停用时出现戒断症状。心理依赖是指明知这种物质有害仍坚持继续使用，或想不用、少用，但做不到或反复失败，甚至会不择手段地设法获取。戒断综合征（withdrawal syndrome）是指在长期或反复使用精神活性物质后，停用或减量时出现的一组躯体和精神的不适应证状。症状的出现和病程与物质使用有时间联系，而且与停用或减量前刚刚用过的物质类型和剂量有关。

据相关流行病学资料显示，毒品的使用在欧洲、美洲、亚洲许多国家近年来急剧增加。我国目前年使用率为1.2%（男1.8%、女0.5%），我国的酒精依赖者为一般人口的5%，酒依赖除不同民族的差别以外，在重体力劳动者中最高，为68.9%，在科技人员中最低，为17.7%。其他的成瘾物质的流行病学统计差异则较大。

（二）病因和发病机制

1. 生物因素

近年来研究发现脑内存在对吗啡有特殊亲和力的吗啡受体，推测药物依赖性的迅速形成可能与外源性吗啡跟吗啡受体的结合作用有关。另外，一些神经递质如五羟色胺、多巴胺、去甲肾上腺素等也参与了对药物依赖的形成。近来，还有人提出"犒赏系统"的概念，认为脑内存在特定部位，与用药后产生的复杂感觉如欣快感和依赖的形成有关。在酒精依赖中，发现机体缺乏乙醛脱氢酶（ALDH），致使乙醛在体内聚积，造成醉酒效应。而东方人大多缺乏 ALDH 同工酶，少量饮酒即出现酒精敏感症状，因此起到保护作用。移民研究、寄养子研究也发现遗传因素在酒精依赖中起一定作用。

2. 社会因素

社会环境和社会生活在药物滥用的传播与发展中起着非常重要的作用。社会环境首先决定了物品供应情况。西方社会毒品易得，以致吸毒泛滥成灾。社会文化背景经常地决定人们对一些药品的可接受性，如有的国家认为饮酒是生活需要，是文化的表现，致使酒依赖逐年上升。有些宗教在举行仪式时使用大麻增加气氛，使大麻滥用成为合法的行为。在社会态度的影响下，药物依赖也出现了性别差异，如在酗酒和吸毒的人群中，男性总是远多于女性，其原因可能是女性产生毒品依赖更不易得到人们的同情。

3. 心理因素

现在多用行为学派阐述药物依赖的形成机制。对于药物依赖者来说，药物可被视为一种行为的强化因子。在觅药中，不断得到用药的快感，同时暂时摆脱了生活中的不愉快事件，减少了焦虑，因此分别获取了正性和负性两方面的学习强化作用。中断用药所产生的戒断症状带来的痛苦体验与强烈的渴求感，也同样属于另一种负性的强化作用，最终使依赖行为成为顽固的、牢不可破的行为模式。此外，心理学家还发现，药物依赖者有某些特殊的性格特征。如适应不良、过度敏感、冲动性、对外界耐受性差、不顾及社会关系及社会义务等。但到目前为止，尚不能确定有一种特殊的有成瘾倾向的人格存在。

（三）临床表现

由于精神活性物质种类繁多，不能一一详述，这里仅就临床中最为常见的几种物质所引起的戒断综合征的表现描述如下。

1. 酒精（乙醇）

（1）急性酒精中毒所致精神障碍　为一次过量饮酒后出现的中毒状态。临床症状的轻重与血液中酒精的含量和酒精代谢的速度密切相关。

血液中酒精含量达0.06%左右时，患者出现精神欣快、行为轻佻，"酒逢知己千杯少，话不投机半句多""酒后吐真言"，决策做事缺乏深思熟虑，讲话常凭一时冲动，不做周详的考虑；随着酒精含量的增加，血液中浓度达0.10%时即出现所谓的醉酒状态，精神活动、语言及运动功能障碍，感觉迟钝，判断记忆受损，自控力下降，易冒险，动作不稳，可有攻击挑衅，联想散漫，借题发挥，步态不稳，构音含糊，其后出现醉倒不起，呕吐、便溺全然不知。当血液浓度达0.40时，可出现昏迷、呼吸心跳抑制，甚至死亡。

(2) 慢性酒精依赖所致精神障碍　指长期、大量饮酒导致精神和躯体均明显受损，并严重影响社会功能。这一过程一般需要10年以上。但对于青少年或女性饮酒者，需要6～7年甚至是更短时间就会产生酒精依赖。表现为以下几点。

1) 酒精依赖性震颤谵妄：是一种比较严重的戒断症状，多出现在减酒或停酒72 h之后，常因机体抵抗力低下如感染或外伤后促发，表现为肌肉有粗大的震颤，伴意识障碍，常合并生动、恐怖的幻觉。患者自主神经系统功能亢进十分突出，全身大汗、心搏加快、发热、兴奋躁动、喊叫。震颤谵妄的患者可因高热、感染或衰竭而死。

2) 酒精中毒性幻觉症：多为幻听、幻视，后者常为原始性或各种小动物幻视。多在突然停饮或显著减少饮酒量后48 h之内发生，也可在持续饮酒的情况下出现。不伴有意识障碍、兴奋或植物神经功能亢进。可继发妄想以及相应的情绪障碍和冲动行为。病程数小时、数天或数周，不超过6个月。

3) 酒精中毒性妄想症：患者意识清晰，以嫉妒妄想较常见。患者出现坚信配偶对自己不贞，有时内容十分荒谬，如怀疑老妻与青年男子或少年儿童相爱。起病较慢，病程迁延。

4) 柯萨可夫综合征(遗忘综合征)：以严重的近记忆力障碍、遗忘、错构及虚构，定向力障碍为主要临床表现。遗忘主要是顺行性遗忘，患者不能学习新的语言及非语言信息，而患者的情绪却显得活跃、欣快，对自己的缺陷并不苦恼。

5) 酒精中毒性痴呆：缓慢起病，有严重的人格改变、记忆减退、痴呆，患者的社会功能和生活自理能力减退或丧失。CT显示患者的额叶显著萎缩。

2. 阿片类(以海洛因为例)

(1) 疼痛症状群　按出现的频度排列，疼痛依次为：骨痛、四肢关节痛、腰痛、浑身肌肉疼痛、头痛等。这种疼痛并不是机体受到损伤或由病理性改变所致，而是突然中断外源性阿片类物质所致的机体的抗痛系统低下，对痛觉过敏。

(2) 神经系统症状群　常见的有对海洛因的强烈渴求感、情绪抑制、焦虑、烦躁不安、坐卧不宁、睡眠障碍等，偶见有错觉、幻觉、谵妄。

(3) 其他症状　厌食、恶心呕吐、腹痛腹泻、胃肠道不适；胸闷、气短、胸痛；哈欠、眼泪鼻涕齐流；寒战畏冷、鸡皮疙瘩、出冷汗；心慌、心搏快、血压上升；体重减轻；排尿困难、少尿、无尿、滑精等。躯体原发性症状这时也会不同程度的表现出来，如慢性支气管炎的咳嗽、咳痰等。

阿片类物质成瘾的急性戒断症状是一个自限性过程，一般在停止使用海洛因6～8 h后出现，随即急剧加重，24～72 h达高峰，约4 d后症状开始明显缓解，5～7 d大部分症状基本消除，第10～14 d绝大部分症状消失。在急性戒断症状消失后往往会有相当一段时间残留部分症状，主要表现为失眠、烦躁不安、情绪低落、乏力、慢性的渴求等问题，称之为稽延症状(protracted symptoms)。稽延症状也是导致复吸的重要原因之一。

3. 苯丙胺类

以甲基苯丙胺(俗称“冰毒”)和亚甲二氧基苯丙胺(“摇头丸”的主要成分)为主。表现为头痛、心悸、疲倦、血压升高，发热、发射性心率减慢、瞳孔扩大、睡眠障碍。部分患者出现咬牙、共济失调、头痛、恶心、呕吐等。严重者可导致惊厥、昏迷、心律失常。精神症状以抑郁最常见，还有幻觉、感觉过敏、被害妄想等。

4. 可卡因

可卡因依赖时会产生较多精神症状，如幻觉，尤其是幻触是特征性症状，皮肤痒，针刺感，似有小动物在身上爬，妄想，谵妄，伤人，冲动，自杀等，存在数日至数周。戒断症状主要表现为不安，乏力，情绪低落及强烈渴求依赖物质的反复作用。

5. 巴比妥类及其他镇静安眠药物

表现为全身不适、心慌、流泪、眩晕，甚至大小便失常。严重者可有衰弱、室颤、焦虑、抽搐以致谵妄、癫痫大发作。植物神经系统症状等可在停药后1～3 d出现，一般持续一周左右后即渐缓解。幻觉、兴奋冲动等精神症状可持续至停药后1～2周。

6. 抗焦虑药

在停药的1～3 d出现，主要表现为焦虑、兴奋、欣快、易激惹、震颤、肌肉抽搐、头痛、胃肠症状、感觉过敏。较重者可有幻觉、妄想、人格解体、癫痫或谵妄状态。

（四）诊断与鉴别诊断

1. 诊断原则

1）对使用该物质的强烈渴望或冲动感。

2）对活性物质使用行为的开始、结束及剂量难以控制。

3）当活性物质的使用被终止或减少时出现生理戒断症状。其依据：该物质的特征性戒断综合征；或为了减轻或避免戒断症状而使用同一种（或某种有密切关系的）物质的意向。

4）耐受的依据。例如必须使用较高剂量的精神活性物质才能获得过去较低剂量的效应（典型的例子可见于酒精和鸦片依赖者，其日使用量足以导致非耐受者残疾或死亡）。

5）因使用精神活性物质而逐渐忽视其他的快乐和兴趣，在获取、使用该物质或从其作用中恢复过来所花费的时间逐渐增加。

6）固执的使用活性物质而不顾其明显的危害性后果。如过度饮酒对肝的损害，周期性大量服药导致的抑郁心境或与药物有关的认知功能损害。应着重调查使用者是否实际上已经了解或估计到了损害的性质和严重程度。

确诊依赖与戒断综合征通常需要在过去1年的某些时间内体验过或表现出上列6条中的至少3条，即可作出诊断。

2. 鉴别诊断

由于精神活性物质可引起各式各样的精神障碍，因此为了与其他功能性精神障碍如精神分裂症（如果物质使用者主要以幻觉妄想为主要表现）或抑郁症（如果物质使用者主要以情绪低落为主要临床表现）相鉴别。该类患者往往出于某些原因会隐瞒病史，所以准确获取病史是关键。

（五）治疗与预防

1）由于患者对于精神活性物质的强烈渴求，必须住院隔离进行戒断治疗，治疗期间应杜绝一切成瘾物质的来源。

2）注重综合性治疗及个体化治疗。治疗过程需应用全程综合性治疗，包括药物治疗、心理治疗、康复治疗等。此外，还应根据个体的具体情况，制定切实可行的治疗方案。

3）除对患者进行脱瘾治疗外，还应加强对家属及相关人群的健康教育和指导，争取最大限

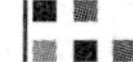

度的社会支持来加强脱瘾者的康复，防止再次滥用酒精和其他精神活性物质。加强社会干预，改善环境，消除各种不良因素，促进患者的职业康复和提高其社会适应能力。

二、酒精成瘾护理

案 例

患者，男性，54岁，初中，已婚，工人。于21年前开始饮酒，一般饮白酒100～150 g/d，以后逐步增加到500 g/d，每天必饮，从不间断。10年前患者无故怀疑妻子有外遇，常殴打妻子，被家人送入医院治疗，诊断为“酒精中毒性嫉妒妄想”。经戒酒和药物治疗后症状消失出院。开始尚不饮酒，但半年后患者又逐步恢复饮酒，一般饮白酒250～500 g/d。基本能正常工作、生活。1个月前患者因“痔疮”手术后自行停止饮酒3 d，患者之后就出现了烦躁不安，肢体抖动，不想进食，当时未引起家人重视。昨晚患者症状明显加重，无故看到家中有各种各样的小虫子，表现紧张、害怕，发作性大喊大叫，伴发热，大汗淋漓，肢体抖动明显加重，且不认识家人，不知道自己在什么地方。家人遂送其入院治疗。患者家庭成员相处和睦，幼年发育良好，童年无不良遭遇，发病之前性格急躁、外向。患者嗜烟酒。家系三代无精神疾病史。入院后体格检查：T 39.2℃，P 110次/分，R 24次/分，BP 140/85 mmHg；两肺呼吸音粗，可闻及湿啰音。神经系统：患者检查不合作，双侧瞳孔缩小，等大等圆，四肢肌张力增高，伴粗大震颤。血常规检查：白细胞计数高，中性粒细胞比例增高；生化检查：空腹血糖高，低钾，肝功能轻度异常；甲状腺功能正常。胸片：支气管肺炎。心电图(ECG)：窦性心动过速，HR 105次/分，完全性右束支传导阻滞，V_5导联ST段下移；脑电图(EEG)：广泛中至高度异常。头颅MRI扫描：轻度脑萎缩。精神检查：患者处于谵妄状态，检查不合作，难以建立有效的交流。医疗诊断：酒精依赖性震颤谵妄。

【护理程序】

(一) 护理评估

1. 评估主观资料

患者神志模糊，问话不答，偶有大喊大叫，说看到虫子，面部潮红，浑身大汗淋漓，不认识家人。接触不合作，不配合治疗和护理。不患者发病之前性格急躁、外向，嗜烟酒。

2. 评估客观资料

(1) 体格检查　体温39.2℃，脉搏110次/分，心率24次/分，血压140/85 mmHg；两肺呼吸音粗，可闻及湿啰音。

(2) 神经系统　患者检查不合作，双侧瞳孔缩小，等大等圆，四肢肌张力增高，伴粗大震颤。

(3) 实验室检查　白细胞计数高，中性粒细胞比例增高；空腹血糖高，低钾，肝功能轻度异常；甲状腺功能正常。

(4) 辅助检查　胸片：支气管肺炎。心电图(ECG)：窦性心动过速，心率 105 次/分，完全性右束支传导阻滞，V_5 导联 ST 段下移。脑电图(EEG)：广泛中至高度异常。头颅 MRI 扫描：轻度脑萎缩。

(5) 精神检查　患者处于谵妄状态，检查不合作。

3. 评估相关因素

患者病史 10 年，第 2 次住院治疗，既往有“痔疮”手术史，余无特殊；此次发病是因停酒 3 d 后出现了酒精依赖性震颤谵妄。合并症有轻度脑萎缩、高血糖、支气管肺炎和轻度肝功能异常。

(二) 护理诊断

(1) 急性意识障碍　与酒依赖产生戒断症状有关。

(2) 体温过高　与肺部感染有关。

(3) 低效性呼吸型态　与支气管肺炎所致呼吸道分泌物增多有关。

(4) 营养失调：低于机体需要量　与疾病所致不进食有关。

(5) 自我概念紊乱　与认知功能障碍有关。

(6) 暴力危险(针对自己或针对他人)　与酒精所致戒断综合征有关。

(7) 知识缺乏：缺乏健康知识　与否认酒精依赖的危害有关。

(8) 有皮肤受损的危险　与疾病所致大小便失禁和患有糖尿病有关。

(三) 护理目标

1) 患者躯体戒断症状得到有效控制，意识转清，配合治疗与护理。

2) 患者食欲好转，体重有所增加。

3) 患者肺部感染症状好转，体温和呼吸型态正常。

4) 患者对健康知识有所了解，能说出 5～6 点健康知识点。

5) 患者住院期间未发生皮肤受损。

(四) 护理措施

1. 安全和生活护理

1) 将患者安置于单人房间，专人陪护，病床设有床档，以防患者意识模糊至坠床。

2) 给患者提供易消化、高营养的糖尿病饮食可同时给予静脉营养支持治疗。

3) 此患者的睡眠特征是昼夜睡眠型态颠倒。护士白天鼓励患者参加各种工娱治疗，阻滞患者白天睡觉；晚间为患者提供安静、舒适的睡眠环境，必要时根据医嘱给予药物辅助睡眠。

4) 患者急性期可协助其料理个人生活，患者出汗多时每日擦浴一次，给予更换床单、被套和衣服；意识转清后督促患者自己料理个人卫生。

2. 心理护理

1) 患者病情急性期时，护士同情理解、耐心细致的做各项治疗和护理，不能采用粗鲁的制约方式。

2) 患者意识转清时，护士以和蔼的态度善意地跟其叙说他发病期的错误行为，同时予以心

理安慰和纠正。

3）鼓励患者多与其他病友接触，尤其是成功戒酒的患者，病友的实例可以提高患者战胜疾病的信心。

3. 特殊护理

1）密切观察患者病情变化，每日观察神志、瞳孔、测生命体征并记录。体温过高时给予物理或药物降温。

2）患者拒绝进食或服药时，劝说无效后可给予鼻饲；静脉用药不配合可给予肢体保护性约束，同时注意不使患者受到损伤。

3）注意观察患者的面色和末梢血液循环，如有缺氧症状立即给予低流量吸氧；患者痰液多，清理呼吸道无效时给予雾化吸入。

4）患者保护期间，护理人员须定时巡视，观察患者的肢体血液循环、活动度和约束部位的皮肤状况，定时松解督促大小便。

4. 健康教育

1）以报刊，健康小册、媒体的形式向患者及家属宣传健康知识。

2）强化家庭功能以减少患者的偏差行为。

3）帮助患者建立正常的健康生活方式和行为习惯，培养良好的兴趣爱好。

（五）护理评价

1）患者躯体戒断症状是否得到有效控制，是否愿意配合治疗与护理。

2）患者是否进食正常，体重有所增加。

3）患者肺部感染症状是否好转。

4）患者对健康知识能否说出 5～6 点健康知识点。

5）患者住院期间未发生皮肤受损。

6）患者是否意志增强，对戒酒充满信心。

三、阿片类（以海洛因为例）物质成瘾护理

案　　例

患者，男性，36 岁，离婚，推销员。因受好奇心驱使及朋友唆使于 2004 年 6 月开始吸食海洛因，后改为烫吸。患者吸食后感觉全身舒服，精神振奋，大脑反应灵敏，有一种常人难以体验到的愉快感。不吸则心烦、失眠、流涕、头晕、脑涨、腹痛、恶心、呕吐、坐卧不宁，并出现情绪低落及自杀念头等。于 2007 年 9 月开始静脉注射海洛因，每天注射 3～4 次，用量 1.0～1.5 g/d。患者知道吸毒有害，但难以控制，于 2008 年 6 月入院接受脱毒治疗。体格检查：恶病质状，甲状腺无异常，四肢有数条静脉形成的静脉条索及数个陈旧性针眼，余无异常。精神检查：意识清，定向力可，未引出幻觉、妄想。情绪低落，易激惹。对海洛因仍有强烈欲望。实验室检查无异常。

【护理程序】

（一）护理评估

1. 评估主观资料

1）患者，男性，对海洛因成瘾。

2）主观对自身行为有一定的认识，但缺少应对挫折的能力和意志，有觅药行为。

3）患者人际交往与沟通能力尚可，社会支持系统受损。

2. 评估客观资料

（1）体格检查　恶病质状，甲状腺无异常，静脉条索及数个陈旧性针眼。

（2）实验室检查　无异常。

（3）精神检查　意识清，定向力可，无幻觉妄想症状，情绪低落，易激惹，有消极观念。

3. 评估相关因素

患者吸毒史4年，吸毒的方式有吸食、烫吸史，9个月前开始采用静脉注射，每天注射3～4次，用量1.0～1.5 g/d。第一次接受戒毒。

（二）护理诊断

（1）营养失调：低于机体需要量　与以海洛因取代摄取营养的食物，或海洛因依赖造成吸食不良等有关。

（2）自我概念紊乱　与家庭系统功能不良有关。

（3）暴力危险（针对自己或针对他人）　与戒断综合征，或个人应对无效有关。

（4）焦虑、抑郁　与调适机制发生严重的困难，需要未获满足，或戒断症状等有关。

（三）护理目标

1）患者躯体戒断症状得到有效控制。

2）患者营养状况好转，表现为体重有所增加。

3）患者能建立起正确的行为模式和人际关系。

4）患者出院后能认真执行戒毒计划，逐步主动行使社会职能和承担社会责任。

（四）护理措施

1. 安全和生活护理

1）护理人员对患者的觅药行为要严加防范，若发现患者的觅药行为时必须当面指出，帮助患者了解此种行为所隐含的自我挫败性质，同时要防止发生冲突和暴力行为，保证患者和工作人员安全。

2）护士每餐观察进食情况，有针对性的给其调整饮食，给予充足的营养及水分以增强身体抵抗力，必要时给予鼻饲或静脉营养支持治疗。

3）采取措施协助改善睡眠状况，如指导患者建立规律的作息时间，改善睡眠的环境，要保持宁静、舒适、光线适中，听一些轻柔的音乐，睡前用温水洗涤，注意足部保暖等。

2. 心理护理

1）注意善待和宽容患者，允许患者有所反复或部分失控，允许患者反应迟钝。

2）态度和蔼，耐心倾听患者的叙述，细致观察患者的表情、神态、眼神、言语表现的细微变化，及时了解心理状况。

3）消除患者消极心理，引导患者正确应用心理防御机制，在工娱治疗中培养患者积极面对客观现实，接受科学治疗，摒弃认为自己无能、无用等的悲观厌世的想法。

3. 特殊护理

1）戒断期间，实行半封闭管理，任何生活用品和食品一律由医院代买。探视人员必须是直系亲属，其他任何人不得探视，探视时必须凭身份证，护理人员核实并登记，以防有外源性的毒品带入。

2）做好病区麻醉药品的管理，实行“五专”制度：即专人负责、专柜加锁、专门处方、专用账册、专册登记，班班交接登记。

3）与患者建立良好的护患关系，加强认知干预，使患者认识药物滥用的危害，增强戒毒的决心。

4）密切关注患者的生命体征及戒断反应状况，给予对症处理，尽量减少患者的痛苦。患者在戒断反应期间卧床休息，避免剧烈活动，减少体力消耗，站立时要缓慢，不应突然改变体位。

5）丰富患者住院生活，能增强戒毒人员的治疗依从性，组织开展各类健身活动（活动时必须有工作人员一对一陪同），帮助患者建立健康的生活方式和培养良好的情操，全面促进身心健康。

4. 健康教育

1）争取家庭、社会的支持。与患者亲友联系，协助家人适应患者的行为，给予患者重要的社会支持。认真执行假出院制度，使患者能重新适应家庭、社会。

2）与患者、家属一起制定短期和长期戒断计划。鼓励患者适当参加一些社会劳动和体育锻炼。

3）指导患者和家属正确对待康复过程中所遇到的问题。

（五）护理评价

1）患者躯体症状是否明显减轻，营养状况是否好转，体重是否有所增加。

2）患者能否有效处理和控制自己的情绪和行为。

3）患者能否建立起正确的行为模式和人际关系。

4）患者出院后能否认真执行戒毒计划，主动行使社会职能和承担社会责任。

思考题

一、名词解释

阿尔茨海默病　　精神活性物质　　戒断综合征

二、问答

1. AD 的临床表现和分型。

2. 酒精所致精神障碍的临床表现。

3. 鸦片类物质产生依赖后的戒断症状。

三、病例分析

病例1：患者，男性，33岁，饮酒10年，6 d前停止饮酒，近3 d精神失常，表现夜不眠，恐惧，凭空看见屋子里挂满了红绿丝、到处有鬼，自称生殖器被人抓走了、手指上钉有钉子等，不能站立和行走，大小便不能自理，表情痛苦，肢体震颤，口齿不清，言语片段，躁动不安，未进食。诊断为：酒精所致震颤谵妄。

请提出相应的护理诊断和护理措施。

病例2：患者，男性，60岁，汉族，初中文化，已婚，退休工人。2年前无明显诱因渐起记忆减退，初时表现为记不住客人的名字，常忘记刚做过的事和刚说过的话，刚刚收拾好的东西转眼就忘记放在那里了，常在家到处找东西，家人以为是年老所致，未予特殊处理。随着时间的推移，患者的记忆减退日渐严重，经常重复购买相同的东西，吃晚饭不久又称没有吃东西，有时一天能吃十几次。同时患者的生活自理能力下降，原来会做的饭菜不会做了，常一人呆坐，不知冷热，夏天穿几件衣服，冬天不知加衣，看完电视也无法讲出所看的内容。近半年患者的病情进一步加重，渐出现不认识家人，也不认识镜中的自己，常对着镜中的自己大骂，称有人到自己家，甚至砸坏镜子。家人也不敢让患者独自外出，担心患者会迷路走失。诊断为：阿尔茨海默病。

请给出相应的护理诊断和护理措施。

（李建华　陈宜刚）

第十章

精神分裂症患者的护理

学习目标

掌握 精神分裂症的概念、临床特点和类型、护理评估、护理诊断、护理措施和健康教育。

了解 本病的病因学研究概况、诊断、鉴别诊断及治疗、预防原则。

第一节 概 述

一、概念

精神分裂症(schizophrenia)是一种常见的病因尚未完全阐明的精神病。多起病于青壮年，常有特殊的思维、情感和行为等多方面的障碍，精神与环境的不协调。一般无意识及智能障碍。病程多慢性迁延，呈反复加重或恶化，但部分患者可保持痊愈或基本痊愈状态。

1993 年国内 7 个地区城乡各 500 户抽样的精神障碍流行病学调查资料表明：本病的终身患病率为 6.55‰，且城市(8.18‰)高于农村(5.18‰)，终身患病率与 1982 年国内 12 个地区的调查结果(5.69‰)相比，有增高的趋势。两次调查结果均显示，本病是各类精神障碍中患病率最高的一种。

二、病因与发病机制

本病的病因不明，可能与下列因素有关：

(一) 遗传因素

国内外有关本病家系的调查资料表明：本病患者近亲中的患病率较一般人群要高数倍，并且血缘关系越近，患病率越高。

有关孪生子研究的结果表明：精神分裂症单卵孪生的同病率比双卵孪生高 4～6 倍。

为了排除家庭环境因素的影响，对本病患者的子女进行寄养研究。Heston(1966 年)调查母亲患精神分裂症的 47 名子女，自幼寄养在双亲健康的家庭，与 50 名父母精神健康寄养子女作对照。成年后进行追踪检查，结果是实验组有 5 人患精神分裂症，而对照组无一人患本病。

关于遗传途径，目前尚无定论。许多研究者倾向于多基因遗传，起病是由于几对致病基因和环境因素共同作用的结果。

（二）神经生化病理方面的研究

（1）多巴胺(DA)功能亢进假说　近年来，很多研究表明，精神分裂症与DA受体功能亢进和5-羟色胺(5-HT)的功能异常有关。

（2）谷氨酸生化假说，多巴胺和谷氨酸系统功能不平衡假说　这方面的研究主要是探讨谷氨酸及其酶的改变与皮质功能缺陷的关系。

（三）大脑病理和脑结构研究

CT、MRI以及组织病理学等研究发现，本病30%～40%的患者有脑室扩大或其他脑结构异常。最近研究发现，脑室扩大以前额角最为明显，胼胝体有明显的发育异常。

（四）个性与心理-社会因素

部分分裂症患者有特殊的个性，如孤僻、少言、怕羞、敏感、沉溺于幻想等。

国内外的研究资料均显示社会低阶层人群或经济水平低的居民患病率较高，推测可能与这一人群的心理-社会应激负荷较大有关。

（五）年龄因素

青春期内分泌系统发育逐渐成熟，植物神经系统不稳定、情绪易波动、对外界应激因素敏感。分裂症易发于这一时期，可能与内分泌变化有关。

三、临床表现

精神分裂症的临床症状十分复杂和多样，疾病的不同阶段，不同的临床类型，表现出不同的典型症状。根据疾病的发展，一般分为3个阶段：前驱期、发展阶段和后期阶段。

（一）前驱阶段

前驱阶段是精神分裂症的早期阶段，特征性症状未充分表现，症状不典型，不明显，这时称为前驱症状，前驱期长短不一。起病急者，前驱期短；起病慢者，前驱期长。由于早期症状不具有特异性，症状的频率出现较低，患者对其有合理化的解释，且其他方面基本正常，此时不易发现或易被忽视，尤其是隐匿或缓慢起病患者更为常见。如果能早期识别和早期诊断，其预后可能会大大改善。前驱阶段的主要临床表现为：

1. 性格改变

个体原来稳定的人格特征发生了变化。原来勤快、热情、助人为乐、干净整洁的人变得懒惰、对人冷淡、漠不关心、与亲友疏远、孤僻、不注意个人卫生，不遵守劳动纪律，工作学习能力下降等，此时易误认为是思想问题或工作学习压力过大所致，不易识别。

2. 类神经症症状

表现出不明原因的焦虑、抑郁、不典型的强迫症状、注意力下降、失眠及白天萎靡不振、疲劳、头痛等症状，易误诊断为“神经衰弱”，但患者对症状的描述和态度不同于神经症，也不迫切要求治疗。

3. 语言和行为的改变

出现不可理解的语言和行为，如某高校男生每日早晨5点起床面墙而立，说是为了防止驼背。有些人苦思冥想于与日常工作和学习无关的高深、抽象的问题，如宇宙的组成，人类的来源等，有些人说话颠三倒四，漫无边际，言不达意，周围人不可理解。

(二) 发展阶段

此阶段精神"分裂"为其特征性症状，患者的精神活动脱离现实，与周围环境不协调，以及思维、情感、意志活动之间不协调。具体讲就是与这类患者交谈时"费劲"。

1. 思维障碍

思维障碍可通过患者的语言和文字反映出来。

(1) 思维联想障碍　主要有思维散漫、思维破裂、思维贫乏等。

1) 思维散漫：是指思维的目的性、连贯性障碍。患者在交谈时，表现对问题的回答不切题，其所述内容使人感到难以理解，游移于主题之外，结构松散，目的不明确，句句似乎都沾点儿边，但又说不到点子上。

2) 思维破裂：通常发生在病情严重者，其联想失去正常规律，思维结构断裂，句与句之间互不相关，说话"颠三倒四"，极其严重时，语言支离破碎，词与词或字与字之间无内在意义上的联系，成了词的堆积，称"词的杂拌"，听者完全无法理解，根本无法交谈。

3) 思维贫乏：是指患者联想数量减少，感到脑子空空。表现为沉默少语，回答问题时异常简短，空洞单调，多为"是""否"，很少加以发挥。

(2) 思维逻辑障碍　主要为逻辑推理荒谬离奇(如逻辑倒错)，病理性象征性思维(如将衣服反穿称为表里如一)、词语新作。

(3) 思维内容障碍　主要为妄想，是精神分裂症的最常见症状。常见有被害妄想、关系妄想及影响妄想，还可见疑病妄想、钟情妄想、嫉妒妄想，妄想内容荒谬、自相矛盾、有泛化趋势。

(4) 被动体验(被揭露感，被洞悉感)　患者对自身精神与躯体活动失去自主性，丧失了支配感，感到自己的躯体活动、思维活动、情感活动、冲动都是受人控制的，有一种被强加的被动体验。有的则坚信自己心中所想，未经语言表达，已人尽皆知，有被洞悉感。

2. 情感障碍

情感淡漠、情感不协调是本病情感障碍的特征。

(1) 情感淡漠　患者缺乏细致或高级情感，对亲朋好友、同事不关心；病情严重时，对周围任何事物缺乏应有的情感反应，对外界一切刺激无动于衷。

(2) 情感倒错　患者在谈到自己或家人的不幸遭遇时满面笑容，流着眼泪唱欢快的歌曲等，情感反应与思维内容不相符合。

3. 意志与行为障碍

患者活动明显减少，行为变得更加孤僻、被动、退缩。

(1) 意志活动减少或缺乏　对学习、工作无要求，不主动与人交往，社会功能明显受损。严重者长期不洗澡、不理发，终日无所事事，可以连坐几个小时而没有任何自发活动，完全脱离外界环境。

(2) 意向倒错　如吃一些不能吃的东西(泥土、肥皂)，无故伤害自己的身体。

(3) 违拗、刻板、模仿等动作　有的出现幼稚、愚蠢、离奇的动作，有的甚至有冲动、自伤、伤人的行为等。

4. 其他症状

(1) 感知觉障碍　本病约半数以上患者有言语性幻听，其内容可为威胁，辱骂，赞扬或有人在与自己对话。幻视也可见到。常与幻听同时存在。幻味、幻触较少见。

(2) 紧张综合征　包括紧张性木僵和紧张性兴奋两种状态，两者可交替出现，是精神分裂症紧张型的主要诊断依据。

1) 紧张性木僵：表现为精神运动性抑制。以缄默、随意运动减少或完全抑制为特征。病轻时少语、动作缓慢、长时间保持一个姿势。病重时患者保持一个固定姿势，出现所谓“八不”(即不语、不动、不吃、不喝、面无表情、不解二便、不吐唾液、对任何刺激均不起反应)。严重的木僵患者，可出现“蜡样屈曲”和“空气枕头”，即患者肢体可任人摆放于固定姿势长时间不动，即使是不舒服的姿势，也能长时间似蜡塑一样维持不变，称蜡样屈曲；如将患者头部抬高，好像枕着枕头，患者也能保持这样姿势一段时间，称之为空气枕头。患者神志清楚，对周围的事物能感知，病情缓解后能回忆。

2) 紧张性兴奋：表现为精神运动性不协调兴奋。患者行为冲动，不可理解，如突然起床、砸东西，伤人毁物，或在室内来回徘徊，或不停原地踏步，或动作刻板，言语单调等。

(3) 人格解体　在精神分裂症患者中有一定比例。认为自己的一部分内心体验或活动不属于自己，如头和身体分家，走路时自己的腿不存在；有的患者感到心灵(精神)和躯体分开了。患者不承认自己的精神活动不正常，因此拒绝就医服药。

(三) 后期阶段

经治疗后，部分患者可获临床痊愈，即不存在精神病性症状，亦可残留类似神经症的症状；部分患者呈发作性；少部分患者迁延恶化，以衰退为转归。

本病的症状表现，还可根据临床类型、急慢性期而有很大不同，急性期以幻觉、妄想、行为异常为主，这类症状又称阳性症状。慢性期主要症状是思维贫乏、情感淡漠、意志缺乏，又称阴性症状。这种区分不是绝对的，可在疾病的某一阶段，患者同时存在阳性症状和阴性症状。

四、诊断与鉴别诊断

(一) 诊断

1. 具有特征性的感知觉、思维、情感和意志行为障碍

患者自身的认知、情感、意志行为活动不配合，精神活动与环境不协调，并且有内向性。

2. 病程为发作性或慢性迁延，又进行性加重的趋势

根据 CCMD-3 诊断标准中的病程标准，符合症状标准和严重标准至少已持续 1 个月，单纯型病程至少 2 年。

3. 通常意识清晰、智能完好

躯体及实验室检查无阳性结果。

具体诊断标准参照 CCMD-3。

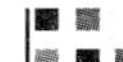

(二) 鉴别诊断

1. 神经症

部分单纯型患者早期可有类似神经衰弱的症状,但患者无求治愿望且日渐孤僻、情感迟钝可以鉴别;本病有些患者临床表现以强迫症状为主,需与强迫症状进行鉴别。精神分裂症患者的强迫症状内容多变且荒谬离奇,无“反强迫”的痛苦体验和求治愿望。

2. 心境障碍

起病较急,表现兴奋话多,行为紊乱的精神分裂症患者需与躁狂发作进行鉴别。本患者接触被动,情感与思维内容不配合,精神活动与环境不协调,精神症状的表现使常人不能理解。

木僵状态的患者应与严重抑郁发作相鉴别。重度抑郁时,患者思维迟缓,言语动作明显减少,可达木僵程度,但患者情感低落而不淡漠,对问答有表情(如眼神)的反应,思维内容与情感配合。

3. 心因性精神障碍

起病有精神刺激为诱因的精神分裂症患者,需与心因性精神障碍相鉴别。本病患者不暴露内心体验,妄想的内容与精神刺激的内容无关,情感反应不生动、不明显可有助于鉴别。

4. 器质性精神障碍

这类需与本病相鉴别的精神障碍主要指伴有躯体疾病的精神分裂症和以精神症状为首发症状的散发性脑炎。前者为躯体因素消失后,患者神志清晰而精神病性症状仍存在。后者依据病史及详细的躯体和神经系统检查,及脑电图、CT、脑积液检查有阳性结果,可助于诊断。

为使精神分裂症诊断标准规范化,避免因诊断标准不一而影响临床及科研资料的可比性,近年来制定了操作性临床工作诊断标准。目前使用的为 2001 年中华医学会制定的中国精神疾病分类方案与诊断标准 CCMD-3。

五、治病与预防

(一) 治疗

精神分裂症的治疗以抗精神病药物治疗为主,同时进行心理治疗和社会康复,以达到降低复发率,最大限度地改善患者的社会功能和提高生活质量的目的。在整个治疗过程中,应对患者及其家属提供健康教育,使患者主动配合治疗。

1. 药物治疗

患者在疾病的前驱期,急性发作期及间歇期,都可使用药物治疗。特别是第一次发病的患者,药物治疗在此时效果最好,所需药量也较小,如及时、系统、有效的控制疾病,痊愈的机会很大,预后也较好,在疾病的恢复期,尚需药物的维持治疗防止症状复发,尽量在低剂量的药物治疗中有较好的社会适应能力及较低的药物副作用,首次发作的维持治疗应持续 1 年以上,然后逐步停药,屡次发作患者维持治疗应持续 5 年,甚至终身服药。常用的抗精神病药物见前述。

2. 电休克治疗

对精神分裂症的兴奋躁动、冲动伤人、木僵或亚木僵状态、或明显阴性症状者可考虑使用电休克疗法，或在药物治疗的基础上合并使用电休克治疗，可缩短病程，有利于患者尽快康复。选择电休克治疗时要严格掌握禁忌证，以确保患者安全。电休克治疗 6～12 次为 1 个疗程。

3. 环境、心理和社会心理康复治疗

该项治疗对稳定病情、减少复发、促进患者回归社会有极其重要的作用。

1）患者住院期间，重视其社会心理康复工作，组织开展文娱、工疗活动，定期召开“工休座谈会”，加强患者与医护人员、社会和家庭的联系，急性期患者经药物治疗，病情好转时，及时给予心理支持治疗，提高患者的自知力，解除其思想顾虑，增强治愈疾病的信心和正确认识家庭及工作环境中不良的心理应激。

2）患者精神症状痊愈后，可先让患者“假出院”，对患者回归社会后的适应能力起过渡作用。“假出院”适应良好可予以出院，为防止病情复发，在院外期间要继续药物维持治疗，同时还应注重家庭和社会对患者心理上的支持，为避免来自环境中的过分指责、歧视或敌视的态度给患者造成沉重的心理负担，引起病情波动，指导患者及其家属正确应对应激源的方式。

（二）预防

预防的重点是早期发现、早期治疗和预防复发。在社区基层卫生工作人员中普及精神病防治知识，设立社区精神病防治机构，做到早期发现患者，早期予以治疗，建立社区精神病康复机构，为患者提供就业及康复措施，对预防复发和精神衰退甚为必要。

本病的发生具有遗传倾向。生育年龄的患者，在疾病的急性期或精神症状明显时，不宜生育子女。研究资料表明：父母双方均为精神分裂症患者，其子女的同病率(39.2%)，较父母一方为此疾病患者的子女同病率(16.2%)高 1 倍左右。因此，如双方均曾患本病，一定要避免生育子女，以减少本病的发生。

第二节　精神分裂症的分型和护理

一、临床分型

（一）偏执型

偏执型又称妄想型，是最常见的类型，约占住院和社区群体调查精神分裂症患者的 50%以上。起病较缓慢，多在青壮年和中年发病。其临床表现相对稳定，常以偏执性妄想为主要的症状，病初可表现为敏感多疑，以后逐渐发展成妄想，且妄想的内容和范围有不断扩大和泛化的趋势。患者可表现一个或多个妄想，且常伴有幻觉(常见言语性幻听)，有时也伴有感知综合障碍。妄想内容日益脱离现实，内容荒谬或自相矛盾，妄想结构可较系统，亦可较散漫，妄想内容以关系、被害多见(如患者自认为是叶挺的女儿，但又认为叶挺在通过他女儿在控制她，要抓她)。情感和行为受幻觉或妄想的影响，表现紧张、恐惧，也可出现自伤、自杀或伤人行为。此型人格改变较轻，如治疗及时，预后较好。

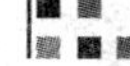

案 例

患者,男性,45岁,无明显诱因怀疑妻子有外遇,感觉妻子与别的异性眉来眼去,话里有话,妻子外出便认为是去与别的男人约会,妻子接电话,便断定是与相好的在通话,经常性跟踪妻子,翻看妻子手机内容,严重时禁止妻子外出,禁止妻子使用手机,并以自杀威胁妻子。

(二)青春型

青春型较常见。起病较急,多在青春期或成年早期发病。主要症状为思维破裂,情感变化突出,情感肤浅而不恰当,哭笑无常与环境不协调。言语较多但内容松散、不连贯,荒谬离奇,思想凌乱甚至破裂。行为幼稚愚蠢,奇特怪异,杂乱无目的,不可预测,缺乏目的,傻笑,常有作态,可有兴奋冲动、意向倒错(如脱衣脱裤,吃痰、大便等脏东西)及本能(性欲、食欲)意向亢进。幻觉妄想片段多变、不成型、易逝。此型病程发展较快,出现迅速发展的阴性症状,如不及时治疗,预后较差。又称"瓦解型"分裂症。

案 例

患者,女性,20岁,大学生,学习成绩优秀。发病前2周睡眠不好,入院前3 d,突然出现情绪高涨,上课时高谈阔论,言语凌乱,有时喃喃自语,有时又大喊大叫,言语与行动无目的性,无一定指向性,让别人"不要打扰我,全世界的人都很痛苦,台湾也是我的同胞,我不是主席,我很崇拜朱镕基",有时又祈祷"不要过来,不要去死",打电话告诉父亲,她网上有个有钱的父亲,两个父亲中有一个是假的,哭笑无常,打扮怪异,喜欢追逐异性。

(三)单纯型

此型较少见。多见于青少年期缓慢起病,病程持续进行性加重。主要表现为日渐加重的孤僻、懒散,学习、工作能力下降,兴趣丧失,生活无目的,社交活动贫乏,亲情日趋淡化。一般没有幻觉妄想,如有也是片段性和一过性的,且内容单调。行为表现不像青春型那样荒唐离奇,而是类似于残留型那样的阴性症状,但从未有过明显的疾病活跃期。患者早期常未引起家人的注意,常被误认为是思想问题或性格问题而不能及时治疗,预后较差。

案 例

患者,男性,22岁,大三学生。大二寒暑假期间,患者表现得懒散,整日无精打采,主动性差,很少外出交往,大部分时间在家看电视,看书。学习成绩逐步下降。大三时,患者生活懒散加重,与周围人交往少,兴趣明显减退,做事须家人督促,对家人亲情感缺乏。入院前，家人收到患者成绩单，多数课程不及格，学校劝其退学。最后了解患者在校期间，经常旷课，在宿舍睡觉，不与任何人交往，独来独去，性格孤僻，生活自理能力下降。

(四) 紧张型

据国内外资料报道，此型发病大有减少。起病较急，多见于青壮年发病，病程为发作性。临床表现为紧张性木僵或与短暂的紧张性兴奋交替出现。紧张性木僵时患者肌张力增高，从运动缓慢、少语少动到不语不动，不饮不食等“八不”，肌肉紧张严重时出现“蜡样屈曲”和“空气枕头”。紧张性兴奋时患者突然起床，可出现无目的地冲动，毁物行为，后又躺下呈木僵状态。此型可有自行缓解，治疗效果较其他类型好。

案　　例

患者，女性，18岁，入院前1个月，无明显诱因出现敏感多疑，认为周围人在议论她，情绪不稳，入睡困难，入院前3 d不愿进食，言语活动明显减少，整夜不眠，卧床不起，不主动大小便。入院查体：问话不答，查出空气枕、蜡样屈曲，白天不进食，晚间自行起来进饮食后再次卧床。

(五) 其他类型

临床上各型部分症状同时存在，但难以归于上述4型，称未分化型（或未定型）。ICD－10对本病的分型，除传统的4型外，有未定型、精神分裂症后抑郁型及残留型等。

二、精神分裂症偏执型的护理

案　　例

患者，女性，40岁，大专，汉族，工人，已婚。因失眠，行为紊乱6年，加重半月就诊。患者于6年前由于离婚逐渐出现精神异常，主要表现为失眠，疑心，别人说话认为是在议论她，说别人看不起她，走在马路上感觉周围人都对她有意见。说有人在她的饭菜里下毒，经常面对墙壁自言自语，有时听到外面有声音，认为是别人开始说她坏话。于3年前第一次来医院门诊，诊断为“精神分裂症”。给予氯丙嗪治疗效果好。生活能做家务，能工作，1年前，无明显原因，病情突然加重，仍表现为疑心，认为有人说自己坏话，有人要害她，自己吃的饭菜中都被人放了毒药，认为自己想做的事件，不说别人也知道。心情差，经常发脾气，感到痛苦想自杀。因言行紊乱，难于管理，由其家人送入医院。患者家庭成员相处和睦。幼年发育良好，为人诚实，少语寡言，爱看书，无特殊嗜好。家族中父母两系三代无精神疾病史。入院后体检躯体及神经系统检查无阳性发现,血象、肝功能、胸透、心电图正常。精神检查:患者在其家人陪同下步行入院,衣着整齐,貌看相当。入院后多独处,很少与人交往。对检查、治疗、护理被动服从,生活自理,意识清楚,定向力完整,精神活动连续完整。接触被动,有幻听,自述"有时听见汽车跑过,就能听见别人议论我,说我坏话。"说:"有人在我饭菜里下毒。""我心里想什么,不说你们也知道。"未查及感觉及感知综合障碍,回答问题不能紧扣主题,说:"我走在路上感觉每个人看我的眼光都怪怪的。"注意力,记忆力及智能未见异常。情感反应淡漠,内心体验与周围环境欠协调,意志活动减退,行为懒散,无自知力。医疗诊断:精神分裂症-偏执型。

【护理程序】

(一) 护理评估

1. 评估主观资料

1) 主诉听见别人议论她,说她坏话,瞧不起她,有人要害她,说她心里想什么不说别人也知道。心情差,感觉痛苦,想自杀。

2) 患者否认自己有病,对住院、治疗不合作,对治疗和检查被动服从。

3) 患者与家人关系和睦,家庭成员对患者关心。

2. 评估客观资料

1) 患者的生命体征正常;纳差;无便秘、尿潴留等情况;患者衣着整齐;日常生活自理,但懒散。

2) 患者有被害妄想,关系妄想,被揭露感,有评论性幻听。患者情感反应较淡漠且与周围环境不相符;患者的意志活动减退,行为被动、退缩;有消极观念。

3. 评估相关因素

1) 患者发育成长正常,病史 6 年,离婚。病前为人诚实,少语寡言,爱看书,无特殊嗜好。患者家族中父母两系三代无精神疾病史。

2) 患者无躯体疾病及外伤史,四肢活动度良好。

3) 患者此次是第 2 次住院治疗,为无明显原因,病情较前突然加重。

(二) 护理诊断

(1) 思维过程改变　与思维内容障碍(妄想)、思维逻辑障碍、思维联想障碍等有关。

(2) 生活自理缺陷　与运动及行为障碍、生活懒散有关。

(3) 不合作、拒绝服药或藏药　与否认有病有关。

(4) 潜在的自杀行为　与幻觉和情绪抑郁有关。

(5) 排便异常、便秘　与精神疾病所致植物神经功能紊乱、药物副反应和活动量减少有关。

（三）护理目标

1）患者能用他人可以理解的语言或非语言方式与人沟通，并表达自己的内心感受。

2）患者的日常生活不被妄想所困扰，能最大限度地完成社会功能。

3）患者身体清洁无异味，在一定程度上生活自理。

4）患者能正确认识自身的疾病，愿意配合治疗和护理，主动服药。

5）患者出现自杀意念时能向工作人员诉说。

6）患者在住院期排便正常，每1～3 d一次。

（四）护理措施

1. 安全和生活护理

1）将患者安置于工作人员视线下活动，将患者置于患者群体及安全的环境中，避免单独居住、单独活动。

2）严格执行病区安全管理与检查制度。加强巡视，密切观察患者的病情变化。做好门窗和钥匙的安全管理。

3）保证营养供给：根据患者口味和习惯给予相应的食物品种，并注意指导其多食粗纤维的食物。每日记录大便次数，并注意大便的质与量；每周称体重一次并记录。

4）做好卫生护理：督促患者做好个人卫生(包括口腔、皮肤、毛发、指甲等)和周围环境卫生；在训练其自理能力时是要循序渐进，有进步就及时表扬。

5）鼓励患者人多参加工娱活动和锻炼身体的项目。

2. 心理护理

1）护士主动关心、体贴、照顾患者，使其感到自己是被重视、接纳的。

2）与患者建立良好的护患关系，取得患者信任，以深入了解病情，顺利完成观察和护理工作；与患者交流时，正确运用沟通技巧。

3. 特殊护理

1）根据患者妄想的内容，有针对性的护理。患者有被害和关系妄想，护士应耐心劝导，外出有人陪伴，进食时采用集体进餐；护士在接触时，语言应谨慎，避免在患者看不到却听得到的地方低耳轻语、发出笑声或谈论其病情症状，以免加重病情。

2）护士严格执行操作规程，发药到手，看服下肚。

3）拒绝服药时，应耐心劝导，必要时采取注射或鼻饲。

4）鼓励患者表达对治疗的感受和想法。

5）患者大便难解时联系医生给予药物调整或给予缓泻剂，必要时给予灌肠。

4. 健康教育

1）对患者及其家属进行健康教育，让其了解药物的作用和副反应、正确的服药方式以及预防措施。

2）护士选择适当的时机向患者宣教有关精神分裂症的知识，帮助患者了解自己的疾病，向患者说明不配合治疗会带来的严重后果。

3）根据病情安排假出院以适应家庭和社会生活。

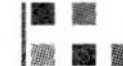

(五) 护理评价

1) 患者的精神症状是否缓解,自知力是否恢复。
2) 患者有无意外事件和并发症的发生。
3) 患者最基本的生理需要是否得到满足。
4) 患者是否配合治疗护理,并参加工娱活动。
5) 患者的生活技能和社会交往技巧的恢复情况。
6) 患者对疾病的看法和对治疗的态度是否改变。
7) 患者及其家属对疾病的知识是否有所了解。

三、精神分裂症青春型的护理

案　　例

患者,男性,22岁,高中文化,未婚,无业。3年前患者无明显诱因渐起出现自言自语,常无故傻笑,反复照镜子,认为自己的鼻子长得不对劲。夜间不睡觉,外跑,上课不认真听讲,常发呆痴笑,有时对着漂亮的女同学唱情歌,在校园内多次当众向女同学示爱,被拒绝后仍追逐对方,手捧一朵残败的红玫瑰站在女生宿舍楼前,喊女生的名字,经常在报纸上乱涂乱画一些奇怪的图形,称自己和对方是一对金童玉女。学习成绩明显下降,而被学校勒令退学。曾在卫生所就诊,予安定类药物治疗。两年前患者症状加重,表现为行为怪异,常挤眉弄眼,龇牙咧嘴,扮鬼脸。食欲明显亢进,有时暴饮暴食,到处乱吃东西。说话凌乱,东一句,西一句,常常不知所云。住精神病院,诊断为精神分裂症,用氯丙嗪治疗3月余,病情显著进步出院。患者出院后坚持服药3个月后即自行停药,病情尚平稳。个人生活基本能自理,无明显怪异行为。1年前患者病情波动,表现为行为怪异,称自己的老婆(患者未婚)在控制自己,在自己的大脑中可以看到她。外出乱跑,追逐女性,在公众场合乱摸女性敏感部位。家人无法管理,再次送其入院治疗。患者家庭成员关心患者。幼年发育良好,童年无不良遭遇。性格内向、少语。无特殊嗜好。其外婆有精神疾病史。入院后体检躯体及神经系统检查无阳性发现;各项常规、血液生化检查正常;辅助检查正常,头颅CT扫描未见异常。精神检查:兴奋话多,生活自理,食欲亢进。意识清楚,接触被动合作。有幻觉妄想。回答问题不能紧扣主题,注意力、记忆力及智力未见异常。傻笑,情感反应与周围环境不协调。医疗诊断:精神分裂症-青春型。

【护理程序】

（一）护理评估

1．评估主观资料

1）患者未婚，但称自己有老婆，称老婆在控制他，他能看见老婆在他头脑中。爱追逐女性、摸女性敏感部位。

2）幼年发育良好，童年无不良遭遇。性格内向、少语。无不良嗜好。家庭成员关心患者。

2．评估客观资料

1）体检躯体及神经系统检查无阳性发现；各项常规、血液生化检查正常；辅助检查正常，头颅 CT 扫描未见异常。

2）精神检查：兴奋话多，生活自理，食欲亢进。意识清楚，接触被动合作。有幻觉妄想。情感反应不协调。注意力、记忆力及智能正常。

3．评估相关因素

1）患者病史 3 年，无躯体疾病及外伤史，其外婆有精神病史。

2）患者此次是第 3 次住院治疗，病情较前严重，目前口服药为氯丙嗪。

3）机体其他系统功能良好，患者个人卫生自理。

（二）护理诊断

（1）行为怪异　与精神疾病所致行为紊乱有关。

（2）进食障碍、食欲亢进和异食　与精神病所致意向倒错和本能亢进有关。

（3）社会功能受损　与社交行为不被社会接受受损有关。

（4）现存的冲动行为　与精神活动处于兴奋状态不受意识控制和存在幻觉妄想有关。

（5）现存的出走行为　与幻觉妄想及精神兴奋有关。

（三）护理目标

患者通过系统治疗和护理后上述症状和异常行为消失，重新恢复社会功能。

（四）护理措施

1．安全和生活护理

1）为患者提供安全安静的住院环境，防止患者冲动行为发作时危害她人。实行封闭管理，防止患者出走。

2）限制患者的活动范围，减少与女性患者接触的机会，各项活动与女性患者分开进行。

3）每日限量给予食物，前提是确保每日机体正常所需能量。发现有异食行为及时制止。

4）督促患者搞好个人卫生，发现怪异打扮及时纠正。

2．心理护理

1）同情、理解患者，态度和蔼，不耻笑、议论患者，更不能用语言辱骂刺激患者。

2）患者症状好转后可给予心理疏导，鼓励患者说出自身的感受和体验。

3. 特殊护理

1）患者出现兴奋冲动行为时，护士不激若患者，运用良好的语言有效制止，必要时采用保护性约束。

2）女护士与患者接触时要注意保护好自己，与患者保持适当的距离，尽量将治疗集中进行，减少与患者的接触次数，必要时两人同时进行，以避免给患者误解。

4. 健康教育

1）向患者介绍疾病的有关知识，指导患者掌握症状复发的先兆，预防复发、发现药物不良反应的方法。

2）指导家属学习有关疾病知识及如何预防疾病复发的常识。教会家属创造良好的家庭环境，改善患者在家庭环境中人际关系的方法，给患者提供与社会接触的机会。

3）指导患者服药的注意事项和告知定期门诊随诊。

(五) 护理评价

患者通过一段时间的系统治疗和护理，患者的一些幻觉妄想症状和异常行为是否消失，情绪是否稳定，能否重归家庭和社会。

四、精神分裂症紧张型和单纯型的护理

【护理程序】

(一) 护理评估

1. 评估主观资料

(1) 紧张型 患者有无缄默，对周围环境的刺激无反应，表情呆板，肌张力增高等。

(2) 单纯型 患者的思维内容贫乏，不暴露内心体验，回答问题内容简单或问话不答，情感反应淡漠，对家人和亲友漠不关心等。

2. 评估客观资料

躯体的健康状况，生命体征，实验室检查，辅助检查，全身营养状况，睡眠状况，意识状态，自知力如何、智能状况等。

3. 评估相关因素

家族史，躯体疾病，成长环境病史，病情严重程度，用药情况，家庭和社会的支持系统。

(二) 护理诊断

(1) 不合作 相关因素：认知功能受损，不愿暴露自己的真实感受，不承认自己有病。

(2) 生活自理能力下降或缺如 相关因素：①意志减退，行为退缩；②木僵状态。

(3) 有受伤的危险 相关因素：①木僵状态失去自我保护能力；②感觉减退；③认识自身与环境关系的能力受损。

(4) 社交孤立 相关因素：①行为退缩，不易进行沟通；②心理障碍。

(5) 进食障碍 相关因素：木僵状态。

(三) 护理目标

患者通过治疗护理后病情好转，症状消失，意志行为增长，重返社会。

（四）护理措施

1. 安全和生活护理

1）为患者提供安全安静的住院环境，了解患者的兴趣爱好，木僵患者住单独房间，设专人巡视护理。

2）保证患者正常的营养代谢。掌握木僵患者夜深人静时会在床上活动、自行进食、主动排便等特点，将饭菜放置于其床旁，同时准备好排便用具。

3）协助或督促患者搞好个人卫生。

2. 心理护理

1）加强与患者的沟通交流，在交流时掌握语言技巧，工作主动热情、耐心细致，尊重体贴患者，使患者感受到医院的温暖，安心住院。

2）教会患者真确处理与自己有关的社会矛盾、生活事件和压力，心理各方面都要处于接受治疗和管理的最佳状态。

3. 特殊护理

（1）紧张型　护士要主动提供各项服务，针对患者丧失自理能力的情况，做好基础护理，防止躯体并发症的发生。多数患者意识清楚，对外界事物能感知，要注意保护性医疗，不在患者面前谈论病情及无关的事情，对患者态度和蔼，注意“四轻”，减少不良刺激。

（2）单纯型　患者生活懒散、无高级意向要求，对任何事情都无反应，针对病情特点，为患者制定长期的生活自理计划，督促患者按计划训练，已达到适应社会生活的目的。

4. 健康教育

请参见精神分裂症青春型护理的健康教育内容。

（五）护理评价

经过上述的护理措施，患者的生理问题、心理问题、精神症状是否得到改善和控制，能否回归社会角色。

思考题

一、名词解释

精神分裂症

二、简答题

1. 精神分裂症偏执型有哪些临床特点?
2. 精神分裂症青春型有哪些临床特点?
3. 精神分裂症单纯型有哪些临床特点?
4. 精神分裂症紧张型有哪些临床特点?
5. 精神分裂症特征性症状有哪些?

三、病例分析

患者，男性，27岁，1年前患者因失恋慢性起病，主要表现失眠，发呆，不出门，独处一隅，自语，自笑。有时突然凝视前方，说“前面有一道白光太厉害了”，旋即返身惊恐而逃，而其他人均未见到。对人说他耳边常听到一些说话声，内容则说不出。见到公安人员就恐惧，回家后就问家人："公安局的人和你们谈过话吗？为什么我想的事别人都知道？"；看见小汽车则害怕地问家人："那是不是来抓我的？"不敢出门，不知道料理家务，饮食无规律，夜眠少。不承认有病，拒绝就医。诊断：精神分裂症(偏执型)。

请回答：

1．该患者存在哪些精神症状？

2．给出相应的护理诊断和护理措施。

（李建华　陈武英）

第十一章

情感性精神障碍患者的护理

学习目标

掌握 情感性精神障碍(心境障碍)的疾病概念,躁狂发作和抑郁发作的临床特点、护理评估、护理诊断和健康教育。

熟悉 控制兴奋及预防自杀的原则。

了解 病因学研究概况、疾病诊断和鉴别诊断。

第一节 概 述

一、概念

情感性精神障碍(affective disorders)亦称心境障碍(mood disorders),是以显著而持久的心境改变(情感高涨和低落)为基本特征的一类精神障碍,并伴有相应的思维及行为异常。

1. 临床表现

主要分为双相障碍和单相障碍(躁狂发作和抑郁发作)。双向障碍即病程中既有躁狂相又有抑郁相的状态。病程中只有躁狂相或只有抑郁相的状态称为躁狂发作(单相躁狂)或抑郁发作(单相抑郁)。反复发作的单相抑郁最常见,双相患者仅为单相抑郁的一半。临床上单相躁狂较少见,占全部情感障碍的5%~10%。

2. 发作形式

情感性精神障碍患者大多数有周期性发作的特点,间歇期间精神活动基本正常。躁狂症以春末夏初发病多,抑郁症发病多见于秋冬季节。病程长短不一,抑郁症一般较长,平均为6个月,躁狂症病程较短,平均3个月。情感障碍预后一般较好,部分可有残留症状或转为慢性。

3. 流行病学研究

本病发病率因性别、年龄、社会阶层、种族、婚姻状况和季节而有所不同。国内外资料差异较大。1993年国内7个地区城乡各500户的精神疾病流行病学抽样调查,本病的终生患病率为0.083%;城市平均为0.114%;农村为0.058%;男性为0.094%;女性为0.073%。西方国家报道的患病率一般在1%~10%,远远高于中国。

二、病因与发病机制

情感障碍的病因仍不清楚,研究资料提示与遗传因素、神经生化因素和心理-社会等因素有关。

(一) 遗传因素

通过家系和群体抽样调查发现本病有明显的家族遗传倾向。情感性精神障碍亲属中本病的患病率较一般人群高10～30倍,而且血缘关系越近,患病率越高。孪生子的调查发现单卵孪生子的同病率为33.3%～92.6%,而双卵孪生子仅为5.0%～23.6%。

关于本病遗传途径的研究有几种假说:①单基因常染色体显性遗传;②性连锁显性遗传;③多基因遗传。但至今没有足够的证据说明本病为一种遗传性疾病。

(二) 神经生化因素

生物化学研究资料表明有几种假说:①神经递质代谢紊乱;②受体功能改变;③第二信使平衡失调假说;④神经内分泌紊乱。

(三) 心理-社会因素

心理-社会因素在本病中的致病作用越来越受到重视。重大负性生活事件,如亲属亡故、重大经济损失、意外灾害等对心境障碍的发病起着"扳机"的作用,尤其与抑郁症的关系较为密切,特别是首次发作的抑郁症较为明显。据报道在最近6个月内有重大生活事件发生者,其抑郁发作的危险率增高6倍,自杀率增高7倍。长期的不良处境如人际纠纷、家庭破裂、失业、慢性躯体病等也能诱发抑郁障碍。研究表明离婚家庭中的儿童和青少年中37%可能患抑郁症。老年人对精神刺激的承受力下降,更易患抑郁障碍。

三、临床类型及表现

(一) 躁狂发作

典型病例表现为情感高涨、思维奔逸、意志活动增多和躯体症状。

1. 情感高涨(心境高涨)

患者自我感觉良好,觉得周围的一切都异常的美好,自己感到无比的幸福和愉快。既往经历坎坷的患者,此时感觉"人间无烦恼"。患者表现整日喜气洋洋、兴高采烈,对周围的人有感染力,常引起共鸣。情绪障碍还可表现为情绪不稳定、易激惹。患者可因生活琐事或要求未满足而生气、激动、甚至暴跳如雷。但这种情绪持续时间短暂,患者又转怒为喜。躁狂发作起病较急的患者,情感高涨的体验和表现可不明显,而以易激惹更为突出。患者在情感高涨的背景下,可出现自我评价过高,高傲自大,自命不凡,可出现夸大妄想,有时也可出现关系妄想、被害妄想等,多历时短暂。

2. 思维奔逸

思维奔逸又称意念飘忽。思维联想明显增快,思潮汹涌,言语增多,患者自觉要想说的话来不及说,说话的速度跟不上思想,因此出现跳跃式语言,从一个主题很快跳到另一个主题,甚至可出现音联和意联。但讲话的内容较肤浅,凌乱不切实际,常给人以信口开河之感。患者说话声音高亢、滔滔不绝。思维活动还可以随着环境的变化而转移话题,称为"随境转移"。

案　例

患者，女性，30岁，某单位业务科长。诊断为情感性精神障碍，躁狂发作。患者住院后表现话多，自觉“脑子像抹了油转得非常快，想法特别多”。在回答医生的问题时说：“我家住在大观园（北京公园名）附近，我也是个官儿，当官不为民做主，不如回家卖白薯……”此时见一位护士小姐走过来，便起身行礼说：“向白衣天使致敬，向白衣战士学习（音联、意联、随境转移）。”

3. 意志活动增多

意志活动增多即精神运动性兴奋，躁狂发作时患者的精力异常充沛，且兴趣广泛，活动明显增多，但做事缺乏计划性，虽终日忙碌不停，常常是虎头蛇尾。患者好热闹，喜欢与人交往，还好管闲事、好提意见、打抱不平。有时表现花钱挥霍，几千元数日内一扫而光。有的患者此时注重打扮，举止轻浮且喜与异性交往。病情严重时也可出现攻击或毁物行为。

4. 躯体症状

患者自感睡眠需要减少，可整夜不睡或睡眠2～3 h，而次日精力仍异常旺盛。一般食欲及性欲增强，但因体力过度消耗，患者体重多有减轻。有的患者可有面色红润、双目炯炯有神、心率加快、便秘等交感神经兴奋的症状。

5. 其他症状

患者的自知力在疾病初期即受到不同程度的损害，症状较轻的患者社会功能不受影响，自认为自己处于最佳精神状态，不愿接受治疗（为轻躁狂状态）。极为严重的躁狂发作，患者可有意识障碍，思维不连贯、行为紊乱无目的，并可有冲动、攻击行为（谵妄性躁狂）。

（二）抑郁发作

抑郁发作主要表现为情感低落、思维迟缓、意志活动减少和躯体症状为主。

1. 情感低落

患者显著而持久地呈现情绪低落状态，痛苦忧伤，高兴不起来，丧失了既往对生活的乐趣，甚至悲观绝望。典型的病例其抑郁情绪有晨重暮轻节律性的特点，表现为患者清晨很早就醒来，醒来后不能再入睡，情绪忧郁，心中极度痛苦，自感又要开始“度日如年”一天的煎熬。但到傍晚华灯初上时，患者自感轻松了许多，有心情豁然开朗之感，可与家人谈笑、进餐……待次日晨醒来又坠入痛苦的“深渊”。更年期和老年患者，可在抑郁情绪的背景上出现焦虑、激越症状，患者无故紧张、恐惧、不安，担心出现不良后果。

2. 思维迟缓

患者思维联想速度缓慢，反应迟钝。自觉“脑子好像生锈了”，转不动了。主动语言减少，语速明显减慢，声音低沉，思考问题的能力和工作学习能力下降。

3. 意志活动减退

意志活动减退即精神运动迟滞。患者生活被动，主动活动明显减少，回避社交，行动缓慢。严重者可表现不语不动、不吃不喝，称抑郁性木僵。

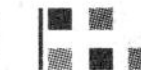

4. 躯体症状

大多数抑郁发作的患者还可见躯体症状，常见的有心悸、胸闷、食欲减退和体重减轻、胃肠不适、便秘、性功能低下。睡眠障碍较为突出，常为入睡困难。典型的障碍是早醒，可比平时早2～3 h，醒后不能再入睡。有些轻度抑郁的患者，以躯体不适为主诉，抑郁的情绪体验不明显，可涉及全身各个组织器官，并为此长期求治于综合医院各科而无疗效。有些患者在躯体不适的基础上产生疑病观念和妄想往往具有荒谬性，如"心烂了"或"心脏破裂"等。

5. 自杀企图和行为

自杀企图和行为是抑郁发作最危险的症状，长期追踪抑郁患者自杀身亡者为15%～25%。重度抑郁发作的患者自感极度忧伤、悲观、绝望、度日如年，内心也十分痛苦，以死求解脱而产生强烈的自杀观念和行为。少数患者不暴露自己的痛苦体验，甚至强颜欢笑以躲避家属或医护人员的注意，隐蔽其自杀的计划和行为。

6. 其他症状

患者的自知力不完整，虽能认识到自己和过去不一样，但常归咎是自己"命中注定"、"自找苦吃"。此外，也可出现幻觉、人格解体、强迫症状，有的可为病前某些人格特征的尖锐化，如嫉妒、猜疑和偏执等。

(三) 双相障碍

双相障碍指反复(至少2次)出现心境和活动水平紊乱的发作，有时表现为情感高涨、活动增加等躁狂症状；有时表现为情感低落、活动减少等抑郁症状，发作间期基本缓解。

如果在目前疾病发作中，躁狂和抑郁症状同时存在，临床表现都很突出，如情感高涨而运动减少，情感低落而思维奔逸，持续病期不短于2周，诊断为双相障碍混合发作。

四、诊断与鉴别诊断

(一) 诊断

情感性精神障碍的诊断要点：目前国内临床使用的诊断标准为CCMD-3及ICD-10(F30-F33)。诊断要点如下：

1) 精神症状以原发持久而显著的情感高涨或低落为特征，伴有思维奔逸或迟缓，意志活动增多或减少。一般心境高涨或低落与思维及行为异常协调，与环境密切联系。

2) 首次发病多在青壮年。病程为发作性，间歇期精神状态基本正常，但有反复发作的倾向。

3) 躯体、神经系统和实验室检查无阳性结果。DST实验可供抑郁症诊断的参考。

(二) 鉴别诊断

1. 躁狂发作的鉴别诊断

(1) 精神分裂症　急性躁狂发作时患者情绪高涨不明显，而是以易激怒为主要临床表现，言语及行为紊乱，易于精神分裂症混淆，应仔细鉴别。若患者既往有类似发作史而间歇期正常且缓解良好，应考虑躁狂发作。

(2) 躯体疾病　病毒性脑炎、甲状腺功能亢进、尿毒症等疾病可出现类躁狂状态，但患者以情绪不稳、焦虑、紧张、易激怒为主，且多有躯体不适感，体检时有原发疾病症状、体征及实验室检查阳性结果有助于鉴别。

（3）药物　某些药物如异烟肼、嗅剂、类固醇等可导致类躁狂的表现。这种发作与用药有密切的关系，患者常常伴有程度不等的意识障碍，一般不难鉴别。

2. 抑郁发作的鉴别诊断

（1）躯体疾病　不少躯体疾病可伴发或导致抑郁性障碍。此时抑郁与躯体状况之间的关系是：①躯体疾病是抑郁性障碍的直接原因，如内分泌疾病所致的情感变化；②躯体疾病是抑郁性障碍的诱发因素；③躯体疾病与抑郁性障碍伴发没有直接的因果关系；④抑郁性障碍是躯体情况的直接原因，如抑郁所伴随的躯体症状。诊断时应注意上述几种情况的鉴别。

（2）神经系统疾病　最常导致抑郁的神经系统疾病包括帕金森病、脑器质性痴呆、癫痫、脑血管病和肿瘤。其中帕金森病患者中抑郁症状出现率达50%～75%。详细的躯体、神经系统检查及颅脑CT阳性结果，结合病史资料不难鉴别。

（3）其他神经障碍　不少精神障碍均可伴有抑郁症状，如精神分裂症紧张型木僵表面上与抑郁性木僵类似，前一类患者表情呆板，被动性服从，常伴有蜡样屈曲、违拗等，精神症状与环境不协调可供鉴别。其他精神障碍如物质依赖、精神病性障碍、躯体形式障碍、焦虑障碍、神经衰弱等均可伴发抑郁，应注意鉴别。

五、治疗与预防

（一）药物治疗

1. 抗躁狂药

锂盐是首选而最常用的抗躁狂药，既可用于躁狂的急性发作期，也可用于缓解期的维持治疗。在药物维持治疗期，锂盐的起效作用是渐进的，故服药6个月前，不应视为无效而放弃治疗。另外，镇静作用较强的抗精神病药物也可早期用于治疗躁狂症的兴奋躁动症状，如氯丙嗪、氟哌啶醇等。

2. 抗抑郁药

常用的抗抑郁剂包括三环类、四环类、单胺氧化酶抑制剂、选择性5-HT回收抑制剂。三环类药物的副作用较大，尤其对心血管系统的影响和抗胆碱能的副作用大。而选择性5-HT回收抑制剂的副作用较小，但价格较高。

（二）电休克治疗

对躁狂症和抑郁症均可有效，且见效快，如有严重自杀企图的抑郁症患者更为适用，但疗效不够巩固，治疗后仍需以药物维持，且治疗可能会引起呼吸抑制、骨折等并发症，故必须严格掌握适应证，不宜滥用。

（三）心理治疗

心理治疗包括给予患者支持、认知治疗、精神分析治疗和工娱治疗等。

（四）预防

家庭与社会的支持系统有助于预防本病的复发，对家属和患者要进行精神卫生知识的健康教育，使其能识别复发的早期症状并及时治疗，坚持定期门诊及药物维持治疗。

第二节　心境障碍的护理

一、躁狂症患者的护理

案　　例

患者，男性，46岁，工人，因反复发作兴奋话多、夸大伴动作增多、易激惹等10余年而入院。患者于1996年元月上旬无明显原因，表现话多，无故指责他人，到单位无理取闹，要领导打报告到省里批钱给他，否则就要罢他们的官。中断工作，声称要做生意，多赚钱，无控制的购买，将烟和书籍送给陌生人。活动增多，整日忙碌不停，夜间少眠。患者有一些偷窃行为，甚至偷女性衣服穿在自己身上。生活能自理。与第一次入院后对人一见如故，言语亲热，讲话滔滔不绝，内容多为自吹自擂，伴易激惹，稍不如意就骂人甚至伤人，活动多，爱管闲事，整日忙碌不停，不认为自己有病。入院后，诊断为"躁狂症"。服用氯丙嗪等数周后"痊愈"出院。此后，患者于2002年2月、2006年6月、2009年5月先后复发而入院治疗每次复发症状基本相同，均以兴奋话多，活跃好动、爱管闲事、易激惹、夸大等为主要症状。每次住院均诊断为"躁狂症"，经氯丙嗪、碳酸锂及电抽搐治疗而"痊愈"出院。一般每次发病历时数周，病情缓解后一切表现正常，无残留症状。患者本次入院前再次中断工作，言语增多，话说不停，到处游逛。患者还扰乱社会秩序，站在马路上"指挥交通"，称自己是了不起的大人物，其亲戚是当"大官"的。因此部门将其送入精神病院。否认既往有脑外伤、脑炎；否认患过其他重大躯体疾病。否认三代中有精神病史，母孕期及出身时无特殊。体格检查包括神经系统检查未见阳性体征。精神状态检查：仪态不整，服饰不整，对环境无陌生感，并主动握手问好。兴奋话多，滔滔不绝，难以打断其语流。在病房中演说："我要像松柏一样万古长青，伟大的中国人民前进吧，冲锋吧，永远前进！"患者自我感觉特别好自诉感觉特别灵活，心情特别愉快，头脑中有什么想法就要说出来，自感脑子与嘴巴在比赛。在病房中指手画脚，一副指挥员的派头。在病房频频提出不合理要求，未予满足就大发脾气，拍桌子骂人。食欲显著增加，有时掠夺他人食物；夜间睡眠少，常不停走动，自称为"巡视病房，首长要关心战士。"否认自己有精神病，来医院是为了体验生活，"吃的苦中苦，方为人上人。"住院后给予碳酸锂治疗。实验室检查：入院时血常规、肝功能、心电图、脑电图结果均在正常范围内。医疗诊断：躁狂症。

【护理程序】

（一）护理评估

1. 评估主观资料

患者自我感觉特别好，自诉感觉特别灵活，心情特别愉快，头脑中有什么想法就要说出来，自感脑子与嘴巴在比赛。否认自己有病。

2. 评估客观资料

1）患者生命体征在正常范围，入院时血常规、肝功能、心电图、脑电图结果均在正常范围内。体格检查包括神经系统检查未见阳性体征。

2）患者的食欲增加，夜间睡眠减少。

3）患者兴奋话多、易激惹、有夸大妄想，联想加快；注意力不集中，易随境转移；活动增多，行为轻率不顾后果并具有冒险性，爱管闲事、处事鲁莽、做事有头无尾，喜指责他人等。

3. 评估相关因素

1）病史10余年，第5次住院，此次复发无明显诱因，症状大致同前，目前给予碳酸锂治疗。

2）患者否认三代中有精神病史，母孕期及出生时无特殊。

3）无其余疾病和外伤史。

4）个人生活能自理。

（二）护理诊断

(1) 有冲动暴力行为的危险　与失去正常的社会控制能力、意识障碍所致谵妄和错乱、激惹状态、挑衅滋事等有关。

(2) 思维过程障碍　与躁狂所致的思维联相各思维内容障碍有关。

(3) 睡眠形态紊乱　与持久兴奋对睡眠无要求有关。

(4) 有受伤的危险　与药物副作用所致头晕、眼花、步态不稳有关。

（三）护理目标

1）患者学会控制和疏泄自己高涨或焦虑的心境，不发生行为不当造成的人或物的损害。

2）患者能逐步区分现实与思维之间的偏差，妄想减少或消失。

3）患者睡眠改善，能在30 min内入睡，在不服用药时能睡6～8 h。

4）患者住院期无任何外伤。

（四）护理措施

1. 安全与生活护理

1）做好病区安全管理和安全检查，加强巡视，发现安全隐患及时排除。治疗室、抢救室等进出后及时锁门，室内的仪器设备加护栏并上锁。

2）为患者提供设施简单、空间宽大、安静的病室环境，减少不良刺激。

3）将冲动易激惹的患者分开管理。

4）向患者宣教睡觉前不要过多谈论、喝浓茶和咖啡等刺激性的饮料、不要看电视。指导患者睡前喝热牛奶或用热水泡脚。上述方法均无效时可建议医生给予药物辅助睡眠。

5）由于患者食欲增加，护理人员可为患者适当增加高营养、易消化的食物及充足的饮水，但同时应注意观察进食情况，避免暴饮暴食。

6）护理人员可根据患者病情及医院场地设施等，安排既需要体能又不需要竞争的活动项目，如：健身器运动、跑步等。也可鼓励患者把自己的生活“写”或“画”出来，这类静态活动既减少了活动量，又可发泄内心感受。

7）患者由于极度兴奋、精力充沛，整日忙碌于他认为有意义的活动，而忽略了个人卫生，护理人员需要注意鼓励患者自行完成一些有关个人卫生、衣着的活动。

2. 心理护理

1）与患者建立良好的护患关系，加强护患间的沟通与交流，让患者表达内心的真实想法，以利病情的缓解。

2）患者出现妄想和不正当行为时，护理人员应适时运用适当的方式予以纠正和教育指导，让患者认识到自己的情绪是病态，从主观上主动调整情感和行为。

3）护理人员为患者安排的每一项活动，患者完成后应及时予以鼓励和肯定，以增加患者的自尊和信心。

3. 特殊护理

1）护理人员及时了解患者既往发生暴力行为的原因，评估这些原因是否仍然存在；或是否有新的诱发因素出现，设法消除或减少这些因素。

2）护理人员应善于早期发现患者暴力行为的先兆，如情绪激动、挑剔、质问、无理要求增多、有意违背正常秩序、出现辱骂性语言、动作多而快等，以便及时采取预防措施，设法稳定患者情绪，避免暴力行为的发生。

3）患者处于疾病急性阶段时，应尽可能地满足其大部分要求，对于不合理、无法满足的要求也应尽量避免采用简单、直接的方法拒绝，以避免激惹患者。

4）患者处于激若冲动时，给予口头限制、药物控制、保护性约束，与医生联系处理，接近患者时需两人以上协同。如患者有暴力倾向时，应立刻按照暴力行为的防范措施处理：①寻求帮助；②控制局面；③解除武装；④隔离与约束；⑤行为方式重建。

5）保护性约束时要定时观察患者的安全、肢体循环、躯体舒适情况，并满足患者的营养、水分、排泄要求；向患者解释约束可帮助其控制激动的情绪及行为。

6）密切观察患者药物反应，每日测生命体征并记录，有异常情况及时通知医生。根据医嘱定时做心电图和测血锂浓度。

4. 健康教育

1）随着患者病情的好转，教会患者克服性格弱点，正确对待疾病和面对未来。

2）指导患者服药的注意事项，定期随诊，告知患者所服药物的副作用及预防措施。

3）告知患者掌握坚持长期治疗防止复发的重要性及具体措施。

（五）评价

1）患者是否造成躯体或物品的损害。

2）患者是否维持营养、水分、排泄、休息和睡眠等方面的适当生理功能。

3）患者是否伤害他人和自己，学会控制和疏泄自己高涨或焦虑的心境。

4）患者睡眠是否改善。

5）患者是否有幻觉、错觉。

6）患者是否能认识和分析自己的病态行为，对自己的行为负责。

7）患者是否能恰当地与人交往。

二、抑郁症患者的护理

案　　例

患者，男性，45岁，工人，已婚，文化程度高中。因出现犯愁、少语、少动1个月入院。患者已反复发作，总病程约4年。患者首次发病于2000年元月，单位领导在年终会上进行廉政总结，当晚患者即难以入眠，数天后开始长吁短叹，食少纳差，懒动，问其原因，回答："我有罪。我拿过公家的东西"，"我不该吃饭"，"我没出息，""我贪污"。言语缓慢，声音低沉。家人带其就医，又对医生细数其"罪行"，自称"该死，该枪毙。"愁容满面，带恐惧之色。给予氟哌啶醇治疗，1个月后，上述症状消失，正常工作生活。2003年2月第2次发病，无原因忧愁少语、少动少食呆坐，自认为有罪，基本同前次发作，未经治疗，1月后自动缓解，恢复正常。第3次发病于2003年底，表现基本同前，呆坐，彻夜不眠，同事来探望，即下床跪地叩头，口称"有罪，要写检讨。"检讨说拿了公家的雨衣、木板、螺丝刀；老婆的药费他拿去报销，要求法办，要求给他吃药让他死。并说脑子迟钝不好使。近10 d来病情加重，卧床少动，进食甚少，收入院。父母两系三代均无精神病史。幼年发育正常，为人忠厚老实，胆小怕事，很少与人交往，但与同事关系相处和睦，曾连续评为先进职工，婚后夫妻感情好有一子，无烟酒嗜好。体格检查无阳性发现。实验室与影像检查无阳性发现。精神状态检查：患者意识清楚，定向力好，但对医生的身份判断有怀疑，认为自己罪大恶极，应该去见公安人员，否认有病，不该来医院应该去监狱，怀疑周围的患者都在谈论他的罪行，在耻笑他的卑劣行径，有一个人要害他。说自己有肝硬化，头痛。眼含泪水说："活着不如死了好。"拒不进食，体瘦，多卧床，早醒。医疗诊断：抑郁症。

【护理程序】

（一）护理评估

1. 评估主观资料

1）患者幼年发育成长良好，为人忠厚老实，胆小怕事，很少与人交往，但与同事关系相处和睦，曾连续评为先进职工，婚后夫妻感情好，有一子，无烟酒嗜好。

2）患者有负罪感，拒绝进食，觉得活着不如死了。感觉头痛，说自己有肝硬化。否认有病，不配合治疗和护理。

2. 评估客观资料

1）体格检查无阳性发现。实验室与影像检查无阳性发现。神志清楚，定向力好。

2）患者情绪低落，反应迟钝，兴趣丧失；有被害妄想、消极观念。

3. 评估相关因素

1）患者父母两系三代均无精神病史。患者无躯体及外伤史。

2）患者病史4年，发病3次，此次是因在家病情逐渐加重，卧床少动，进食甚少而第二次入院治疗。

3）患者体瘦，夜眠差，早醒。

（二）护理诊断

（1）有自伤的危险　与悲观情绪、自责自罪观念有关。

（2）营养失调：低于机体需要量　与自责自罪、食欲不振、卧床不动等所致摄入量不足有关。

（3）生活自理能力下降　与兴趣丧失、意志减退、愁闷懒动有关。

（4）睡眠型态紊乱　与悲观情绪而入睡困难、早醒、醒后难于入睡有关。

（三）护理目标

1）患者住院期间不伤害自己。

2）患者能够表达自我满足和寻求精神支持。

3）患者摄入营养均衡的食物，体重未下降。

4）患者生活能自理，不在他人帮助下行洗澡、洗涤、梳头、更衣等。

5）患者在不服用药物时，每晚有6～8 h的睡眠时间，对睡眠有自我满足。

6）患者对疾病有所认识，并积极配合治疗与护理，出院前能正确自我评价。

（四）护理措施

1. 安全和生活护理

1）做好病区的安全管理制度，各项设施包括门窗、锁等，要完好无损，加强不定期巡视病房，发现安全隐患及时处理。

2）护理人员必须了解患者进食少的原因并制定相应的对策，以保证患者的营养供给。选择患者平时喜欢的食物供给，或鼓励患者少量多餐。必要时给予静脉营养支持治疗。

3）护理人员帮助患者拟定一简单的作息时间表。内容包括起居、梳理、洗漱、沐浴等。让患者自行完成作息时间表所规定的内容，同时给予积极地鼓励和支持。护理人员以坚定的语气鼓励或陪伴患者在白天从事多次短暂的活动。

2. 心理护理

1）护理人员在护理患者时要有爱心、耐心，态度温和。多信任、关心、理解患者，以非语言或简单、中性、缓慢的语句表达对其的关心与支持，使其逐步建立起生活的信心。

2）安排病情好转的病友与患者接触、交流、劝解。

3）适当安排工娱治疗，对患者的进步予以肯定和表扬，以树立患者的自信心和勇气。

3. 特殊护理

1）因患者有消极观念，护理人员应随时了解患者的消极情绪强度及可能采取的自伤和自杀方法。谨慎的安排患者的住院环境，使其不具有自伤的工具和机会。将患者安置于重点病房，其活动不离开护理人员视线，安排病情好转者于其一室。

2）为患者做各种治疗时，将患者与其他患者一起，不让其独处。

3）发药时要看服下，并观察 30 min。严格交接班，加强巡视，密切观察患者的病情变化。

4）为患者提供安静的入睡环境，鼓励患者建立规律的睡眠时间。向患者宣教睡觉前不要喝浓茶和咖啡等刺激性的饮料、不要看电视、不要过多谈论。指导患者睡前喝热牛奶、用热水泡脚或洗澡。清晨加强护理巡视，发现患者早醒时予以安抚，使其延长睡眠时间。

4. 健康教育

1）护士适时运用良好的治疗性护患关系与沟通技巧帮助患者确认自己非正常的思想、情感和行为表现。减少患者或家属因模糊观念而焦虑、抑郁，鼓励家属配合治疗护理。争取病友、家庭和社会支持。

2）随着病情的好转，教育患者克服性格弱点，正确对待疾病，以正确面对未来。

（五）护理评价

1）患者住院期间是否伤害自己，是否恢复生活自理。

2）患者是否能用言语表达对于自我、过去和未来的正向观点，出院前自我评价增强。

3）患者能否表达自我满足和寻求精神支持。

4）患者能否愿意并适当地与他人交往。

5）患者是否摄入营养均衡的食物，体重未下降。

6）患者个人生活是否自理，能否保持个人卫生。

7）患者夜间能否不需药物自行入睡，每晚睡眠时间达 6～8 h，对睡眠有自我满足感。

思考题

一、名词解释

情感性精神障碍　　抑郁性木僵

二、简答题

1. 躁狂发作的临床表现有哪些特点?

2. 躁狂发作的护理诊断及其相关因素有哪些(4 个)?

3. 对躁狂发作患者和家属的健康教育有哪些?

4. 抑郁发作的临床表现有哪些?

5. 抑郁发作的护理诊断及其相关因素有哪些?

6. 抑郁发作的安全护理措施有哪些?

7. 对抑郁发作患者和家属的健康教育有哪些?

三、病例分析

患者，26 岁，男性，近 2 周来无明显诱因出现失眠，有时通宵不睡，精力充沛，喜气洋洋，见人打招呼，自觉能力非凡，聪明过人，乱买东西，买来许多书发给朋友说：“大家学习，改革开发”，语多语快，好管闲事，举止轻浮，想法一个接一个，易激怒，喜怒无常。检查血常规，肝功能，心电图，脑电图均正常。

根据病例回答下列问题:

1. 写出临床诊断及药物治疗(两种药)。
2. 写出护理诊断(2 个),护理措施和健康教育。

（李建华）

第十二章

心理生理障碍患者的护理

学习目标

熟悉 神经性厌食症、失眠症的概念，主要临床表现，主要的护理诊断、护理措施和健康教育及对患者的护理评估。

了解 该类型障碍的诊断及治疗原则。

第一节　神经性厌食患者的护理

一、概述

(一) 概念

神经性厌食症(anorexia nervosa)是以患者对自身体象的感知有歪曲，担心发胖而故意节食，以致体重显著下降低于正常标准，并有青春期发育停滞、闭经等症状的一种进食障碍。

神经性厌食症是1874年英国的Willian Cull医生首先使用这一术语描述这种疾病，并强调心理因素在发病和疾病过程中起重要的作用。

神经性厌食主要发生于青少年女性，尤其在初、高中女生中发病率最高。因为许多患者否认存在的症状，所有神经性厌食的真实患病率很难确定。但有资料证明该病的发病年龄在12～25岁，14～18岁为患病率最高期。一般认为在社会层次较高的人群和经济文化较发达的国家患病率较高，此类患者呈逐渐增加的趋势。

(二) 病因与发病机制

该病的病因虽不十分明确，但病因学的研究认为该病的发生与下列因素有关：

1. 社会文化因素

在发病中起着很重要的作用。现代社会文化观念中，把女性的身材苗条作为自信、成功的代表。大量的媒体宣传也把大力宣传减肥、追求苗条作为社会时尚，受到公众的推崇，这无疑给予

女性极大的压力。而在某些职业中，患病率明显高于普通人群的现象也支持这一观点，如：芭蕾舞演员、时装模特患病率高于普通人群 4～5 倍。

2. 家庭心理因素

有人提出患者以进食行为代表对父母过度控制，过度保护的反抗；或以节食为手段达到对父母的反控制，以此作为解决家庭内冲突的一种方法。另一种说法是患者的依赖性强，多与母亲的关系过于密切、依赖，而以自我控制进食作为自己独立的象征。有人提出该病的发生与青少年性发育和心理发育的不同步有关，患者对日益丰满的身材难以接受，希望停留在儿童时期——拒绝成熟。

3. 生物学因素

遗传学研究显示，家族史有抑郁症、酒依赖、肥胖或进食障碍的人群中，进食障碍发生的危险性明显升高，其机制不详。双卵双生(孪生子)中患病率仅 10%，单卵双生患病率高达 50%是较有说服力的证据。但许多学者提出，他们共同生活的家庭和社会文化环境所起的作用也不容忽视。也有人提出进食障碍与抑郁症的基本相近，二者之间有交叉。

(三) 临床表现

1. 病态地恐惧肥胖，关注体形

本病的核心症状是对肥胖的强烈恐惧和对体形体重的过度关注。患者表现为对自己的形体要求非常严格，对肥胖异常恐惧。有些患者即使已经骨瘦如柴仍认为自己太胖，或认为身体的某一部位过于肥胖，如臀部太大，腿太粗等，即使他人解释劝说也无效，这种现象称为体象障碍。有些患者虽否认有怕胖的心理，但即使自己体重已很低，仍不肯进食和改善健康状况。

2. 想方设法控制体重

为达到自己制定的体重标准，患者常常采取各种措施限制体重增加。患者最初只是少吃主食、肉、蛋等，逐渐发展为完全避免使用高糖分或高蛋白的食物，常以清水煮菜叶充饥。为确保食物不被吸收，患者进食时速度非常缓慢，在口中细嚼慢咽，或者采用在口中咀嚼，然后吐出。除限制进食外，患者还常采用过度运动以避免体重增加，如：每日不停地走动、跑步、游泳，做健美操或做家务等，甚至拒绝休息或坐卧。这些活动强度量多与体力极不相称，使人感到患者是在自我折磨，自我惩罚。还有部分患者采用进食后立即用手指刺激咽后壁进行引吐或服用大量泻药、利尿剂和减肥药的方式避免体重增加。这种清除行为常常是患者在秘密中进行，需要注意观察才能发现。

3. 常伴有精神障碍

大约三分之二的厌食症患者合并一种或多种精神障碍，其中最常见的为抑郁症状，表现为情绪低落，情绪不稳，易冲动，严重者有自杀观念。其次为焦虑症状或惊恐发作，恐惧也较常见。部分患者存在强迫观念和行为，一定要说服别人，做事情刻板，有特定顺序。

4. 生理功能发生紊乱

轻者表现为消瘦、皮肤干燥、脱发、代谢减慢、便秘、闭经、畏寒、头痛、多尿和睡眠障碍等；严重者表现为器官功能低下，水电解质紊乱。当严重营养不良、水电解质失衡不能纠正时，可导致死亡。尤其在患者体重低于正常体重 60%以下时，死亡率较高。在各种躯体并发症中，性功能异常是最常见的症状。女性患者常表现为闭经，月经稀少或初潮不来。约 20%的女性患者，其闭经出现在体重下降之前，所以常因闭经就医，而非治疗进食障碍。另外，性欲减退、第二性征发育停滞等症状及特征也较常见。如果厌食症发生在月经初潮前，则会导致患者体型矮小、乳房发育不良，长期停经还会引起骨骼疏松。体格检查可发现水肿、低血压、阴毛稀疏、脉搏迟缓、心律失常和幼稚子宫。男性常出现痔疮、无性欲、第二性征发育停滞等症状。

（四）诊断要点

1）自己有意控制进食量，和（或）采取过度运动、自我诱吐、导泻、服用药物等方法以减轻体重。

2）体重显著下降，与其年龄和身高的标准体重值相比，减少了15%以上；若以Quetelet体重指数计算为17.5或更低（Quetelet体重指数=体重千克数/身高米数）。

3）担心自己发胖，甚至明显消瘦仍认为自己太胖。

4）女性闭经（至少持续3个月未来潮），性欲减退，男性性功能低下，青春期前的患者性功能曾幼稚型。

5）不是任何一种躯体疾病所致的体重减轻，节食也不是任何一种精神症状的继发症状。

（五）治疗与预防

1. 治疗

大多数患者以门诊治病为主，而当患者出现严重的营养不良、恶液质或有严重的自伤、自杀行为时，必须采用住院的方式强行治病，以免意外的发生。治病方法主要以心理治疗为主，部分患者还需辅助药物治疗和支持治疗。

（1）支持治疗　主要用于营养不良或电解质紊乱患者，包括纠正水电解质失衡和给予足够维持生命的能量，以尽快解除生命威胁，恢复患者正常营养状态。

（2）心理治疗　是治疗进食障碍的重要方法。具体方法主要包括认知治疗，行为治疗和家庭治疗。

认知治疗通过探讨和纠正患者的错误认知，可帮助患者正确认识自己的体象和疾病，从而消除心理冲突。

行为治疗通过充分利用正强化和负强化的方法，调动患者自己的积极性，可以有效地改善清除行为，逐渐建立规律适量的饮食习惯，对短期内增加体重有一定治疗效果。

家庭治疗主要是帮助患者家属正确认识该症的发病原因，避免对患者进食问题的过分关注和不安，纠正对患者不恰当的处理方式，以解决家庭矛盾和促进家庭和睦的功能。

（3）药物治疗　至今没有一种公认的特效药物治疗，神经性厌食症。抗抑郁剂、安定类药和锂盐，可以改善患者的情绪，促进患者对治疗的合作性，常被应用。临床上常将药物治疗和心理治疗联合应用，收到一定的疗效。

2. 预防

对社区加强知识宣教，尤其是目标人群，如青春期、女性、学生等人群应定期进行多途径的相关知识介绍。宣传体形美的正常标准和内涵，合理营养的必要性以及过度消瘦的后果。

二、护理

案　　例

患者，女性，15岁，汉族，初三学生。因进食减少、消瘦伴闭经6个月入院。患者从小能歌善舞。一年前，患者表示要参加电视歌手大赛，自此后，患者开始注意自己的形象，认为自己身高1.55米、体重44 kg不符合“标准”，因此自半年前开始控制食量。最初患者只是减少主食量，主食由每日250 g减至50 g。后进食量越来越少，直至干脆不吃东西，即使吃了也会马上到厕所用手抠喉咙将食物吐出。每天均早晚跑步各1小时，有时服减肥茶导泄。患者逐渐无饥饿感，餐后即感腹胀，腹痛，体重较前下降13 kg，并出现闭经，阴毛、腋毛及头发脱落，怕冷，便秘，身体极虚弱。常易生气，为一点小事对父母喊叫、摔东西。既往体健，学习成绩好，为独生女儿，受父母溺爱，较任性、性格内向。父母体健，无类似家族史，发病前无明显应激因素。体格检查：体温36.4℃，脉搏56次/分，呼吸20次/分，血压13.3/9.31 kPa。慢性病容，营养差。身高155 cm，体重31 kg，头肌皮褶厚度（TSF）2 mm，臂肌围（ACM）15.01 cm，体脂5%；皮肤弹性差，干燥粗糙，双眼睑及下肢浮肿，乳房发育不良，阴毛、腋毛稀少，手足冰凉；心率56次/分，心律不齐，心音低钝；腹凹陷，未见肠型，肝脾肋下未及，肠鸣音2次/分；神经系统检查正常。实验室检查：RBC 10.1×10^{12}/L，WBC 3.6×10^{9}/L；血电解质正常，血清清蛋白49 g/L，血清总蛋白70；ECG示：窦性心动过缓；EEG、胸片及蝶鞍片检查无异常；B超：子宫、卵巢缩小；LRH兴奋实验提示下丘脑对LRH无反应。精神检查：意识清楚，接触被动，语量少，多低头不语，言谈切题，称自己没病，是父母送自己来看病的。自己发脾气的原因是不想吃饭，但父母总是逼迫进食，自己不想发脾气，但控制不住。诊断为“神经性厌食症”。

【护理程序】

（一）护理评估

1. 评估主观资料

1）患者无饥饿感，餐后即感腹胀，腹痛，怕冷，便秘。

2）主观不愿吃饭，否认自己有病。

2. 评估客观资料

1）体格检查：慢性病容；心率56次/分，心律不齐，心音低钝；腹凹陷；血压低；皮肤弹性差，干燥粗糙；水肿。体重与其年龄和身高的标准体重值相比，降低了30%以上。

2）实验室检查显示低蛋白血症、贫血。

3）精神检查：神志清，精神萎，接触被动欠合作，答话切题。易激若。

3. 评估相关因素

1）患者对营养知识缺乏正确的认识。

2）饮食营养史：摄入营养低于推荐饮食量。

3）出现严重营养不良所致的躯体并发症。

4）家庭系统不能有效干预和应对患者的节食行为。

（二）护理诊断

(1) 营养失调：低于机体需要量　与拒绝进食，自行诱吐，过度运动、滥用导泄剂有关。

(2) 自我形象紊乱　对自己的外表不满意；对自己的体像有错误认识；有害怕长胖的心理。

(3) 体液不足　与摄入不足；过度运动、自引吐泻行为导致消耗或丢失过多等有关。

(4) 活动无耐力　与饮食不当引起的能量供给不足有关。

(5) 有感染的危险　与营养不良导致机体抵抗力下降有关。

（三）护理目标

1）患者建立健康的饮食习惯，摄入热量逐渐增加，生命体征、血压、实验室检查结果恢复正常，体重恢复正常。

2）患者能对自己的体像有理性的认识。

3）患者能叙述营养不良的促成因素、不良后果及预防方法。

（四）护理措施

1. 安全与生活护理

提供安静、舒适的进食环境，指导患者选择食物种类，但需对患者进食时长加以限制，一般不超过 30 min。同时陪伴患者进餐，至餐后至少 1 h，以确保患者按量摄入食物，无诱吐发生。必要时请家属携带患者喜好的食物。

2. 心理护理

1）与患者建立相互信任的关系，向患者表示关心和支持，使患者有被接纳感

2）患者饮食情况改善时要给予鼓励；当患者体重增加时，给予一定特权作为奖励；如体重减少则取消部分特权作为惩罚。

3. 特殊护理

1）评估患者达到标准体重和正常营养状态所需的热量。与营养师和患者一起制定体重增长计划。

2）如果患者拒绝进食，在劝其进食的基础上可辅以胃管鼻饲或胃肠外营养。

3）限制患者餐后的异常行为，如长时间跑步。

4）每日定时使用固定体重计测量患者体重，密切观察和记录患者的生命体征、出入量、心电图、实验室检查结果（电解质、酸碱度、白蛋白等）直至以上项目指标趋于平稳为止。评估皮肤、黏膜的色泽、水分和完整性。如有异常，及时向其主管医生汇报。

5）帮助患者正确理解身材与食物的关系。将患者实际的身体尺寸与其主观感受做对比，帮助患者认识其主观判断的错误。鼓励患者进行适当的自身修饰和打扮。鼓励患者总结自己的优

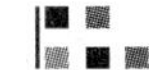

点，尤其是身体形象方面的长处。

4. 健康教育

待患者病情允许时，向患者讲明低体重对健康的危害性，让患者对进食障碍有正确的认识和养成良好的进食习惯。

（五）护理评价

1）是否建立健康的饮食习惯，摄入热量是否逐渐增加。体重是否按计划增加。生命体征、血压、实验室检查结果是否恢复正常。

2）患者是否对自己的体像有理性的认识。能否说出营养不良的促成因素、不良后果及预防方法。

第二节　失眠症患者的护理

一、概念

失眠症是一种持续相当长时间的睡眠的质和（或）量令人不满意的状况。

失眠症包括入睡困难与睡眠维持困难，多见于妇女、老年人以及心理功能紊乱和社会经济状况差的人。

二、病因

（1）心理-社会因素　是最常见的病因，如各种生活事件造成焦虑、紧张、恐惧不安等。

（2）躯体因素　疼痛、瘙痒、频繁咳嗽、夜尿、吐泻、饥饿等。

（3）环境因素　更换场所、声音嘈杂、光线刺激等。

（4）药物和食物因素　咖啡、浓茶、中枢兴奋药物等。

（5）其他　神经系统、精神疾病因素，人格特征及遗传因素也是引起失眠的原因。

三、临床表现

失眠症患者主要表现为入睡困难、睡眠不深、易惊醒、自觉多梦、早醒、醒后不易再睡、醒后感到疲乏或缺乏清醒感。最常见的症状是难以入睡，其次是早醒和维持睡眠困难。患者常因失眠出现心力交瘁、困倦、焦虑、抑郁、易激惹和对自身过度关注，严重者导致工作或学习效率下降，甚至影响社会功能。患者由此产生对失眠的恐惧和对失眠所致后果的过分担心，而致就寝时紧张、焦虑、无法入睡。这种“失眠-焦虑-失眠”的恶性循环导致失眠症状持续存在，久治不愈。多数时候，失眠患者并非真正存在睡眠减少，而是睡前的焦虑、抑郁等不良情绪造成患者对时间认知上的偏差，感到入睡前时间非常漫长，而入睡后的时间很短暂，部分患者还可有睡眠感丧失。

四、诊断

值得指出的是，几乎所有人都有过难以入睡或睡眠不实的经历，但这只是一过性的，属于正常现象。由于某些心理社会应激几夜没睡好，不能称之为失眠症。症状持续时间是失眠症诊断的主要依据之一。为了确诊失眠症，要求患者上床后 30 min 内难于入睡，或维持睡眠困难，并且有醒后不能恢复疲乏，次日精神萎靡，社会与职业功能受损，每周至少3次，持续1个月以上。

五、治疗原则

1. 消除病因

引起失眠的原因很多，首先要确定诱发因素和发病原因，有针对性去除或减轻诱因或病因。

2. 心理治疗

心理治疗和心理教育。通过疏导、鼓励、安慰等措施减少患者的心理压力，阻止短暂失眠发展为慢性失眠，改善患者的生活质量，对慢性失眠者、反复发作者防止发作时意外事故的发生。

3. 药物治疗

应注意药物对睡眠的影响，并作适当调整。催眠药有助睡眠，但不应常规应用，使用期不超过21～28 d。

六、护理

【护理程序】

（一）护理评估

1. 主观资料

1）难以维持正常睡眠，如主诉感到没有睡好；出现精神症状，如易怒、白天倦怠、抑郁、焦虑、恐惧及易惊醒等，注意评估持续时间，所在地点和可能的原因等。

2）注意现在和过去的睡眠情况，日常上床和起床时间。失眠的性质，如入睡、维持睡眠和苏醒困难。

2. 客观资料

如脸色发灰、黑眼圈、眼睑红肿、哈欠、白天瞌睡、注意力下降、烦躁易怒等，并评估睡眠时间。

3. 相关因素

（1）病理生理因素

1）继发于缺氧，如呼吸系统疾病和循环系统疾病等，或排泄困难，如腹泻、尿潴留、排尿困难、疼痛。

2）继发于焦虑、抑郁等恶劣情绪的伴发症状，如入睡困难或早醒等。

3）生活方式改变：如职业、心理、社会，和经济的变化影响生活规律。

4）年龄因素：如妇女绝经期前，或性功能改变等。

（2）治疗因素　如药物影响。

（3）环境因素　各种干扰，如噪声、恐惧、护理操作、灯光、低温等。

（二）主要护理诊断

1）焦虑。

2）睡眠型态紊乱。

3）疲乏。

（三）护理目标

1）能明确失眠原因。

2）能适应环境，睡眠达 8 h 左右（不论是否应用催眠药）。

3）养成良好的作息习惯，能讲出 2～3 条改善睡眠的方法。

（四）护理措施

1．安全护理和生活护理

1）创造良好睡眠条件，如病房要空气新鲜、温度适宜、安静，夜班工作人员做到谈话轻、行走轻、操作轻、关门轻。

2）帮助患者养成按时入睡，早睡早起的良好睡眠习惯。避免睡前兴奋，如不宜看刺激紧张的电视、不宜长久谈话、喝浓茶、咖啡。晚饭不宜吃得过饱，尿频者睡前不宜多饮水。

2．心理护理

应做好睡前心理护理，注意疏导和消除患者由失眠产生的焦虑情绪，如对紧张害怕者，工作人员可在患者视线内活动，并教会患者一些利于入睡的方法。

3．特殊护理

1）日间：减少日间睡眠时间（不超过 1 h），不宜卧床过长，鼓励参加各项活动。

2）夜间：密切观察患者睡眠情况，不定时巡视病房，每班作睡眠记录。了解睡眠障碍的程度，并给予及时解决。

3）减少睡眠时受伤的可能性，把床放低，可使用床档。

4）必要时遵医嘱给予安眠药，主观性失眠可给安慰剂。

思考题

一、名词解释

神经性厌食症　　失眠症

二、简答题

1．神经性厌食症患者营养失调的相关因素有哪些？

2．失眠症的诊断包括哪些？

3．与睡眠型态紊乱相关的因素有哪些？

三、病例分析

病例 1：患者，女性，14 岁，因进食极少、消瘦 1 年就诊。患儿 1 年前考中学时，学习紧张、忧虑，担心自己考不好，进食量减少，不吃肉、蛋、奶等动物食品，每日仅吃素菜、水果和少量主食（约 100 g）吃主食后常有呕吐，明显消瘦。精神状况尚好，能坚持上学。幼年发育正常，个性内向，做事追求完美，月经未初潮。查体：身高 154 cm，体重 25 kg，明显消瘦，皮下脂肪极少，第二性征未发育。精神检查：接触合作，主述以前自己很胖，现在不太胖了，但也不瘦，仍较有的同学胖。否认进食少，反复说吃多了胃不舒服，不喜欢吃肉等。否认自己有病，未发现幻觉、妄想等精神病性症状。情绪欠稳定，当父母劝其进食时，有冲动倾向。

问题：

1．疾病的诊断是什么？

2．疾病的诊断依据有哪些？

3．主要护理诊断是什么？

病例 2：患者，女性，37 岁，工人，已婚。失眠、多梦 2 年。患者 2 年前工作环境改变后出现夜眠差，主要表现入睡困难，多梦，躺在床上 1～2 h 难以入睡，有时睡前情绪紧张，担心“睡不着”。白天尚能坚持工作，但常感疲乏无力，精力不集中，曾因多次到医院就诊向单位请病假。在当地诊为神经衰弱，间断服用安定等药物，症状无明显改善。既往体健，个性内向，家庭成员关系和睦。体检未见异常。精神检查：接触合作，能主动叙述病史，自述对失眠苦恼，入睡前有心悸、紧张等，要求治疗，智能正常，未发现幻觉、妄想等精神病性症状。

问题：

1. 疾病的诊断是什么？
2. 疾病的诊断依据有哪些？
3. 主要护理诊断和护理措施是什么？

（李建华）